Petr Skrabanek   James McCormick

Torheiten + Trugschlüsse in der Medizin

Die Deutsche Bibliothek - CIP-Einheitsaufnahme

Skrabanek, Petr:
Torheiten und Trugschlüsse in der Medizin/Petr Skrabanek;
James McCormick. [Übers.: E. Chantelau]. - Mainz:
Kirchheim, 1991
      Einheitssacht.: Follies And Fallacies In Medicine <dt.>
      ISBN 3-87409-050-7
NE: McCormick, James

Gestaltung der Titelseite: Dorothee Wolters

Originalausgabe: Follies And Fallacies In Medicine,
The Tarragon Press, Glasgow, 1989

Verlag Kirchheim + Co. GmbH
Kaiserstraße 41
6500 Mainz

1. Auflage 1991

Petr Skrabanek   James McCormick

TORHEITEN
+
TRUGSCHLÜSSE
IN DER
MEDIZIN

Verlag Kirchheim, Mainz

INHALT

EINLEITUNG

Eine Hauptursache der Armut in den Wissenschaften ist meist eingebildeter Reichtum. Es ist nicht ihr Ziel, der unendlichen Weisheit eine Tür zu öffnen, sondern eine Grenze zu setzen dem unendlichen Irrtum.

Brecht, *Leben des Galilei*

Dieses Buch soll dem Irrtum in der Medizin eine Grenze setzen. Nicht die Art Irrtum, der dazu führt, daß das falsche Bein amputiert wird oder daß die "Toten" in der Leichenhalle wieder zum Leben erwachen. Solche Fehler sind menschlich und unvermeidbar. Die Irrtümer, mit denen wir uns hier befassen, sind Irrtümer der Lehrmeinung, systematische Irrtümer, die in Dogmen und allgemein anerkannte Wahrheiten eingegangen sind, Verzerrungen also, die den Weg rationalen Denkens und Forschens versperren. Der Fortschritt in der Wissenschaft und die Vermehrung des Wissens sind davon abhängig, daß Unrat beseitigt und Dogmen und Überzeugungen in Frage gestellt werden. Obwohl wir Gefahr laufen, mit den Worten William Silvermans als "Nihilisten" bezeichnet zu werden, "die eifrig die hohen Ideale der Medizin untergraben," ist es nicht unsere Absicht, die Medizin oder diejenigen, die sie praktizieren, zu kritisieren, sondern der Notwendigkeit für Kritik *in* der Medizin das Wort zu reden. Indem sie ihre Unwissenheit ehrlich eingestehen, indem sie Rituale entmystifizieren und rational forschen, können Ärzte - von Wissenschaftlern unterstützt - neue Wege entdecken und alte Wege verbessern, die uns die Reise von der Wiege bis zum Grabe erleichtern können.

Das erste Kapitel holt das bereits totgesagte Placebo aus dem Medizinschrank hervor und zeigt, daß es noch ziemlich lebendig ist. Das zweite Kapitel handelt von einem Miniaturzoo, bewohnt von heimtückischen Gruselwesen, die die logischen Schaltkreise unseres Gehirns behindern. Das dritte Kapitel beleuchtet die Natur des Diagnostizierens und die Folgen der Etikettierung. Das vierte Kapitel befaßt sich mit der gegenwärtigen Begeisterung für die vorbeugende Medizin und zeigt ihre Grenzen und Möglichkeiten auf. Das fünfte Kapitel akupunktiert

- schmerzlos, wie wir hoffen – die Pusteln der "alternativen" Lösungen, die das Gesicht der rationalen Medizin entstellen. Das sechste Kapitel streift Fragen der Ethik und die Grenzen zwischen Moral und Medizin. Das siebente Kapitel ist eine kurze Schlußbetrachtung, die dem irritierten Leser ein gewisses Maß an Beruhigung bieten soll.

Dieses Buch basiert, zumindest teilweise, auf unseren Lehrveranstaltungen, die unter anderem die Studenten zu kritischer Beurteilung anleiten sollen. In kleinen Gruppen, die offene, freundschaftliche und vertrauensvolle Diskussionen fördern, lassen sich besonders solche Themenbereiche gut erkunden, die im normalen Studiengang oft vernachlässigt werden, z.B. die Natur medizinischer Beweise, Täuschung in der medizinischen Praxis, Geld und Medizin, Ethik, und die Medizin als eine Institution sozialer Kontrolle. Wir haben aus dieser Erfahrung mindestens ebensoviel gelernt wie unsere Studenten und haben im Unterricht oft unsere eigenen Vorurteile gegenseitig kritisiert.

Statt einer detaillierten Abhandlung wollten wir ein verständliches Buch schreiben, das gewiß nicht als Lehrbuch zu verstehen ist. Es sollte eine Art Baedeker zu den Grenzen der Medizin sein.

Kapitel 1

PLACEBOS

Einleitung

Das *Bristol Journal* vom 23. Dezember 1988 berichtet von der Gründung einer neuen Klinik, in der Patienten ihre Energie und Manneskraft durch Injektionen von Extrakten aus Schweine-Embryonen und Pferdeblut wieder auffrischen lassen können. Es schreibt: "Der Harley-Street-Spezialist Peter Stephen verlangt erstaunliche £1.500 für einen Behandlungszyklus mit diesen 'schweizerischen Naturheilmitteln'...". Weiter wird berichtet, daß "Dr. Stephen einen BMW fährt und kürzlich ein großes Haus in einem Londoner Nobelviertel erstanden hat".

In den zwanziger Jahren propagierte Professor Eugen Steinach in Wien die Vasektomie als eine Verjüngungskur, mit der Begründung, daß Spermaverlust den Körper schwäche (eine weitverbreitete Ansicht), so daß die Unterbindung dieses Verlustes gewiß kräftigend wirken müsse. Der "Erfolg" dieser Operation führte dazu, daß sich über hundert Lehrer und Universitätsprofessoren einer Vasektomie unterzogen. Unter ihnen waren Sigmund Freud und der Dichter W. B. Yeats.

Die Geschichte der Medizin ist voll von ähnlichen und ebenso merkwürdigen Beispielen, die alle auf dem Irrtum basieren, daß eine Änderung von Symptomen infolge einer Behandlung notwendigerweise das spezifische Ergebnis dieser Therapie sei. Dennoch ist das Bedürfnis sowohl der Patienten als auch der Ärzte, an die Behandlung zu glauben, so groß, daß dieser Irrtum weit verbreitet und eine wichtige Quelle der Selbsttäuschung ist. Das vorliegende Kapitel erforscht dieses Phänomen und versucht zu erklären, weshalb ansonsten vernünftige Menschen bereit sind, ihr Vertrauen in Injektionen von Schweine-Embryonen-Extrakten zu setzen.

Der Placebo-Effekt

Für einen Zusammenhang zwischen Behandlung und Heilung gibt es drei mögliche Erklärungen. Die erste ist, daß die Behandlung tatsächlich eine heilsame Wirkung hatte. Die zweite ist die heilende Kraft der Natur, der selbstlimitierende Charakter vieler Krankheiten und die spontane Besserung oder Gesundung ohne jede Intervention. Diese "vis medicatrix naturae" war zu allen Zeiten eine höchst zuverlässige Verbündete der Mediziner: eine Verbündete ohne jede Approbation, die aber, wenn man sie in Anspruch nimmt, eine äußerst wertvolle zweite Meinung bereithält. Da diese Wohltäterin - eine "graue Eminenz", die nur im geheimen konsultiert wird - nur selten dem Patienten vorgestellt wird, fällt dem Arzt das Verdienst für die außerordentliche Fähigkeit des menschlichen Organismus zu, mit Infektionen und vielen anderen Schäden fertig zu werden. Die dritte Erklärung für eine Besserung im Gefolge einer Therapie ist der Placebo-Effekt. Das Wort Placebo - übersetzt "ich werde gefallen" - wurde definiert als "eine inerte Substanz, die aus psychologischen Gründen verabreicht wird, um den Patienten zufriedenzustellen". Diese Definition ist nicht ganz befriedigend, da der Placebo-Effekt einerseits auch von Substanzen ausgehen kann, die nicht inert sind, und andererseits ohne die Verabreichung von Medikamenten erzeugt werden kann.

Der Begriff Placebo in seiner medizinischen Bedeutung taucht erstmals im 19. Jahrhundert auf, obwohl die Idee aus undenklichen Zeiten stammt. In einem Leitartikel über "Placebos in der Medizin" in der *Medical Press* von 1890 schildert der Herausgeber den Fall einer Dame, die sich über ihre Arztrechnung beschwert hatte. Der Arzt hatte Morphin abgerechnet, obwohl er Wasser injiziert hatte. Die Dame ging vor Gericht und bekam recht. Dazu bemerkt der Herausgeber: "Es ist bedauerlich, aber anscheinend hält das Gesetz nicht viel von Placebos, und wenn das Gesetz diese sanften, aber nützlichen Angehörigen der pharmazeutischen Gemeinde nicht mag, dann bedeutet das wohl oder übel das Totengeläut für das Placebo. Aber was hat es nicht schon alles bewirkt in seiner Zeit! Man denke nur an die milde, unscheinbare, aber doch ergreifende 'pillula panis' (die Brotpille, zwischen den Fingern gerollt und mit Zucker bedeckt). Soll sie nie wieder bedrückten, hysterischen Frauen helfen, nie wieder die Gelegenheit erhalten, ihre wunderbaren psychologischen Wirkungen zu entfalten, zuverlässig wie eine ihrer weit kräftigeren Verwandten? Und da ist unser alter Freund 'Aq. Menth. Pip' (Pfefferminz-Wasser also). Wie hat es gut getan, man wird noch lange daran denken."[1]

Der Glaube des Arztes an seine Behandlung und das Vertrauen des Patienten zu seinem Arzt bestärken einander wechselseitig; das Ergebnis ist eine wirksame Arznei, die (fast) garantiert eine Besserung und manchmal sogar eine Heilung bewirkt. In der Regel steht bei Diskussionen über den Placebo-Effekt die Leichtgläubigkeit der Patienten im Mittelpunkt, ohne den Selbstbetrug der Ärzte zu beachten. Platt bemerkte sarkastisch, daß sich die Häufigkeit der Anwendung von Placebos umgekehrt zur Summe der Intelligenz von Arzt und Patient verhält.[2]

Heute ist das Placebo meistens ein Antibiotikum, ein Stärkungsmittel, ein Hustensaft, ein Beruhigungsmittel oder ein anderes Psychopharmakon oder irgendein anderes Präparat mit pharmakologischer Wirkung, dessen Heilwirkung jedoch mit seinen pharmakologischen Eigenschaften nichts zu tun hat. Die "Rote Liste" und ähnliche Nachschlagewerke enthalten keinerlei Placebos als solche, so daß der Arzt darauf angewiesen ist, aktive Präparate zu verschreiben, wohlwissend, daß die Indikationsstellung schwach ist und eventuelle positive Wirkungen wahrscheinlich doch durch den Placebo-Effekt bedingt sind. Schätzungsweise 35-45% der gegenwärtig ausgestellten Rezepte haben vermutlich keine spezifische Wirkung auf die Erkrankungen, für die sie verordnet werden.[3] Patienten, die eine Behandlung erfahren, sind leicht davon zu überzeugen, daß sie angemessen behandelt werden, und beim Arzt mag der falsche Eindruck entstehen, daß seine Verordnung das Rezept ist, das die spezifische Wirkung hervorruft. Das Ergebnis ist eine "folie à deux", die Patient und Arzt gleichermaßen befällt. Bedauerlicherweise wird dadurch viel Geld aus öffentlicher und privater Hand vergeudet, denn pharmazeutische Produkte sind sehr viel teurer als Zuckerpillen.

Krankheit und Kranksein

Für viele Menschen bedeuten Krankheit und Kranksein fast dasselbe. Dennoch ist es sinnvoll, zwischen dem, was wir fühlen (Kranksein), und dem Vorhandensein eines pathologischen Prozesses (Krankheit) zu unterscheiden. Eine Krankheit kann von Kranksein begleitet sein - oder auch nicht. Viele Krankheiten, auch einige potentiell gefährliche, sind oft symptomlos; andererseits ist Unwohlsein nicht immer die Folge einer Krankheit. Placebos haben keinerlei Einfluß auf den Verlauf oder Ausgang einer Krankheit, aber sie können einen starken Einfluß ausüben auf die subjektiven Begleiterscheinungen des Krankseins, also Schmerzen, Mißbehagen und Leid. Auf dieser Tatsache beruht ihr Erfolg.

Pillen und Arzneien sind als Voraussetzung für den Placebo-Effekt nicht unbedingt erforderlich. K.B. Thomas, ein Hausarzt in Southampton, untersuchte bei 200 seiner Patienten die Wirkung der Verordnung eines Placebos. Dazu wählte er Patienten mit Symptomen wie z.B. Kopfschmerzen, unklare Bauchschmerzen, Rückenschmerzen, Halsschmerzen, Husten und Müdigkeit aus, bei denen er keine konkrete Diagnose stellen konnte.[4] Zuerst bildete er zwei Gruppen: Die eine Gruppe bekam eine "positive Beratung", das heißt, die Patienten erhielten eine klare "Diagnose" und die Zusicherung, daß sie bald genesen würden. Der zweiten Gruppe sagte er: "Ich kann nicht mit Sicherheit sagen, was Ihnen fehlt, aber wenn es Ihnen in ein paar Tagen nicht besser geht, kommen Sie bitte wieder". Die Gruppen wurden weiter unterteilt, indem die Hälfte der Patienten in jeder Gruppe ein Rezept erhielt. Nach zwei Wochen ging es 64% der Patienten mit "positiver Beratung" besser, während sich nur bei 39% der Patienten, die eine ungewisse Auskunft erhalten hatten, eine Besserung zeigte. 53% der Patienten, die ein Rezept bekommen hatten, ging es besser verglichen mit 50% derjenigen ohne Rezept. Dieses Beispiel veranschaulicht, daß die Wirkung des Arztes als Placebo stärker sein kann als der Placebo-Effekt von Medikamenten.

Ashers Paradox

Richard Asher, ein bedeutender Londoner Arzt, berühmt durch den Witz und die stilistische Eleganz seiner Schriften, wies darauf hin, daß der Erfolg einer Therapie gleichermaßen vom Enthusiasmus des Therapeuten wie vom Glauben des Patienten abhängt. Er schrieb: "Wer inbrünstig an seine Behandlungsmethode glaubt, auch wenn kontrollierte Studien zeigen, daß sie völlig nutzlos ist, der hat viel bessere Ergebnisse, seinen Patienten geht es viel besser, und sein Einkommen ist auch viel besser. Ich glaube, dies erklärt den bemerkenswerten Erfolg mancher der weniger begabten, dafür umso leichtgläubigeren Vertreter unseres Berufsstandes, und außerdem die vehemente Abneigung, die modische und erfolgreiche Ärtze statistischen Analysen und kontrollierten Studien entgegenbringen."[5]

Dieses Phänomen hat eine weitere Konsequenz. In seiner *"Anatomie der Macht"* bemerkt Kenneth Galbraith, daß "die Macht nicht dem Wissenden zufällt, sondern demjenigen, der - oft nur aus Stumpfsinn - glaubt, daß er weiß, und der andere von seinem Glauben überzeugen kann".

Ein Leitartikel des *Lancet* fragte: "Warum ist es denn falsch, ein Placebo zu geben, wenn wesentliche Bestandteile der modernen Therapeutik nicht besser sind als Placebos? Ist die Leichtgläubigkeit eines gutherzigen Arztes besser (und ethischer) als der Skeptizismus eines Arztes, dessen Rezept pharmakologisch inert ist, wenn die Ergebnisse die gleichen sind?"[6]

Die Frage bleibt: Warum sollte man eine Therapie, die dem Patienten nützt, nur deshalb aufgeben, weil einige Wissenschaftler, die auf den herausragenden Erfolg der Therapie neidisch sind, die Ärzte beschuldigen, ein Placebo zu verwenden? Das ist der Kern von Ashers Paradox: "Es ist besser, therapeutischen Unsinn zu glauben, als offen den therapeutischen Bankrott einzugestehen. Besser in dem Sinne, daß ein wenig Leichtgläubigkeit uns bessere Ärzte, wenn auch schlechtere Wissenschaftler sein läßt. ... Wer sich selbst eingesteht, daß die angewandte Behandlung völlig unwirksam ist, wird - wenn er nicht gerade ein begabter Schauspieler ist - seinen Patienten wenig Vertrauen einflößen, und die Behandlung wird nur einen unbedeutenden Erfolg zeitigen."[7]

Geheimniskrämerei um das Placebo

Da die Erfolge der Medizin - und in gewissem Maße auch der Chirurgie - zu einem guten Teil auf dem Placebo-Effekt beruhen, ist es verwunderlich, daß medizinische Lehrbücher wenig oder gar nichts zu diesem Thema zu sagen haben. Offenbar scheint "die Verabreichung eines Placebos eine ärztliche Verrichtung zu sein, die nicht gesellschaftsfähig ist, ähnlich bestimmten körperlichen Verrichtungen."[8] Höchstwahrscheinlich drückt sich darin ein gewisser Widerwille innerhalb der Ärzteschaft aus, einer eher peinlichen Realität ins Auge zu sehen.

Trotz des Schleiers des Geheimnisses, der den Placebo-Effekt umgibt, standen manche Laien den Behauptungen der Ärzte schon immer skeptisch gegenüber. Montaigne hatte dazu folgendes zu sagen: "Warum sonst erwecken Ärzte mit falschen Heilungsversprechen die Leichtgläubigkeit ihrer Patienten, wenn nicht, um ihren betrügerischen Geheimmitteln durch die Einbildungskraft zum Erfolg zu verhelfen? Sie wissen, wie einer der Meister ihres Gewerbes geschrieben hat, daß es Menschen gibt, bei denen der bloße Anblick einer Arznei eine Heilung bewirkt."[9]

Zwar wissen wir heute, daß die Heilerfolge des Hippokrates auf der natürlichen Heilkraft des Körpers beruhten, verstärkt eher durch den Placebo-Effekt als durch spezifische Heilmittel, doch schon im Zeitalter des Hippokrates gab es Zweifler. Sie beschuldigten hippokratische Ärzte des Selbstbetrugs und wiesen darauf hin, daß ihre Patienten eher rein zufällig verstarben oder sich erholten denn als Folge ihrer "Heilkunst": Es überrascht nicht, daß solche Störenfriede von den Autoren des hippokratischen Korpus als "Phantasten" oder "Verrückte"[10] abgetan wurden. In seiner im 3. Jahrhundert vor Christus geschriebenen "Untersuchung der Pflanzen" hielt Theophrastus Heilern, die ihren Heilpflanzen Zauberkräfte zuschrieben, vor, ihr Gewerbe durch Lügen verherrlichen zu wollen.[11]

Die Prinzipien, nach denen viele häufig vorkommende Krankheiten behandelt werden, haben sich seit den Zeiten von Hippokrates kaum geändert. Nehmen wir zum Beispiel die Behandlung einer "Grippe". Damals hat man die übermäßigen Körpersäfte oder den krankmachenden Dämon durch Entleerungen, Aderlässe, Schwitzkuren, Brechmittel und Einläufe ausgetrieben. Heutzutage werden die Keime "herausgewaschen": "Leg dich ins Bett und trink viel!" In einer Untersuchung volkstümlicher Ansichten über Schnupfen, Erkältung und Fieber in einem Londoner Vorort hat Cecil Helman gezeigt, wie die moderne Medizin primitive Auffassungen geradezu bestärkt.[12] Die "Grippe" erwischt einen, wenn der "Keim" oder das "Virus" - die Ausdrücke werden synonym gebraucht - "umgeht". Der Keim kann von einem Teil des Körpers zum anderen umherziehen; er kann als Halsschmerz anfangen und dann in die Brust "hinunterwandern" oder sich in den Muskeln festsetzen. Wenn er in der Brust sitzt, wird man ihn am besten mit Hustensaft los. Allein in Großbritannien werden jährlich siebenundzwanzig Millionen Liter Hustensaft verschrieben, nur um den Keim aus der Brust zu vertreiben und den Menschen zu helfen, den Schleim abzuhusten, der den Keim enthält. Siedelt der Keim in den Magen um, wächst er sich zu einer Wanze aus, und diese Wanze wird dann mit viel Flüssigkeit weggespült. Eine Erkältung ausschwitzen gehört heutzutage in den Bereich der Volksmedizin, und die meisten Ärzte würden es unter ihrer Würde finden, so etwas zu verordnen - dennoch empfiehlt die Mehrzahl von ihnen, man möge sich warm halten!

Experimente mit Placebos

Blackwell und Mitarbeiter beschrieben ein Experiment, das sie mit Hilfe einer Gruppe von Medizinstudenten durchführten. Man gab sechsundfünfzig Studenten entweder eine rosa oder eine blaue Zuckerpille und sagte ihnen, die Pillen seien entweder Beruhigungs- oder Aufputschmittel. Während nur drei der sechsundfünfzig Studenten angaben, daß ihre Pillen wirkungslos gewesen seien, hielten die meisten Studenten mit den blauen Pillen sie für Beruhigungsmittel und 72% fühlten sich schläfrig. Darüber hinaus fühlten sich die Studenten, die zwei blaue Pillen genommen hatten, schläfriger als jene mit nur einer Pille. Andererseits sagten 32% der Studenten, die zum rosa Placebo gegriffen hatten, sie seien "weniger müde" gewesen. Ein Drittel der Studenten gab Nebenwirkungen an, die von Kopfschmerzen, Benommenheit und tränenden Augen bis hin zu Bauchschmerzen, Magendrücken, Kribbeln in den Extremitäten und schwankendem Gang reichten.[13]

In einer anderen Studie wurden kanadische Medizinstudenten gebeten, sich an der Prüfung eines neuen Medikaments zu beteiligen. Obwohl alle Studenten nichts anderes als Zuckerpillen erhalten hatten, gaben drei Viertel von ihnen Nebenwirkungen einschließlich Depressionen, Sedierung, Unruhe, Erregtheit, Zittern, Kopfschmerzen und langsamen Pulsschlag an.[14] Zur Beruhigung derjenigen, die vielleicht über die ethische Rechtfertigung solcher Experimente besorgt sind, sei erwähnt, daß diese im Rahmen von Unterrichtsübungen durchgeführt wurden.

Abhängigkeit von Placebos ist nichts Ungewöhnliches. So sind viele Menschen vom Nutzen von Vitaminen und anderen Substanzen überzeugt, die sie täglich ihrer bereits ausreichenden Ernährung zusetzen.

Quantifizierung des Placebo-Effektes

Sir Douglas Black, ehemals Präsident des Royal College of Physicians in London, schätzte einmal, daß nur etwa 10% aller Krankheiten durch moderne Behandlungsmethoden signifikant beeinflußt werden.[15] Ähnlich äußerte sich Sir George Pickering; er schätzte, daß bei ca. 90% der von Hausärzten betreuten Patienten die Wirkung der Behandlung unbekannt sei oder daß kein spezifisches Heilmittel existiert, das den Verlauf der Krankheit beeinflußt.[16] Dennoch ist gerade das Verschreiben von Medikamenten in der Allgemeinpraxis eher die Regel als die Ausnahme.

Die Quantifizierung des Placebo-Effektes ist wesentlich für jede vernünftige Untersuchung von therapeutischen Maßnahmen. Wie Asher betonte, kann die

Entmystifizierung des Placebo-Effektes die vermeintliche Wirksamkeit einer Therapie gehörig entkräften - daher überrascht es nicht, daß die autoritäre Medizin die Diskussion des Placebo-Effekts zu verhindern versucht. Von wenigen ehrenwerten Ausnahmen abgesehen, gibt es kaum Placebo-kontrollierte Untersuchungen über allgemein übliche Behandlungsmethoden. Da ein Lourdes-Pilger ebensowenig von einer Diskussion mit einem Vernunftmenschen profitieren kann wie ein Patient von einem Vortrag über Placebos, solange noch kein Placebo verordnet worden ist, wird aus dem Problem der Einwilligung ("informed consent") ein bequemes Argument, um kontrollierte Studien zu verschmähen.

Der Glaube an Placebos ist für den Arzt wie für den Patienten ebenso vorteilhaft wie der Glaube an die Religion für den Priester und den Bußfertigen. Kritische Untersuchung ist hingegen Subversion für die einen und Blasphemie für die anderen. Ian Chalmers, Direktor der Abteilung für perinatale Epidemiologie in Oxford, beginnt seine Erörterung der verschiedenen autoritären Strategien zur Verhinderung der Erforschung des Placebo-Effektes mit folgenden Worten: "Gerade weil die wissenschaftliche Methode die Ungewißheit aktiv begünstigt, muß sie unvermeidlich alle Autorität untergraben. ... Wollen Autoritäten wirksame Propagandisten ihrer diversen Praktiken und Anliegen sein, dann brauchen sie - anders als die Wissenschaftler - die selbstsichere Gewißheit, daß sie wissen, was gut ist und was schlecht. Bohrende Fragen nach den Quellen ihres Wissens verwirren nur und drohen, die simplen Botschaften, die für ihre Tätigkeit so wichtig sind, zu verkomplizieren."[17]

Zweifellos gibt es einen Konflikt zwischen dem unerschütterlichen Wirken blinden Glaubens und dem Eingeständnis der Unwissenheit, zwischen der traditionellen "Kunst" und der "Wissenschaft" der Medizin. Auf der Seite der Autoritäten bemühte sich Sir Douglas Black - versucht vielleicht durch die Grauzone des Kompromisses -, die Antithese von Heilkunst und medizinischer Wissenschaft zu verwischen, indem er behauptete, sie sei eine scheinbare Antithese.[18] Aber es ist kein Kompromiß möglich. Dies hat Blau kraß so ausgedrückt: "Der Arzt, der keinen Placebo-Effekt bei seinen Patienten bewirkt, sollte lieber Pathologe oder Anästhesist werden. ... In einfachen Worten, wenn der Patient sich durch Ihre Konsultation nicht besser fühlt, dann sollten Sie sich einen anderen Beruf suchen."[19]

Am einfachsten kann man die Behandlungsergebnisse verbessern, indem man die Kontrollgruppe wegläßt. Darunter leidet zwar die Wissenschaft, Arzt und Patient haben aber Vorteile. Spielverderber, die auf kontrollierten Studien bestehen, enthalten vielen Patienten Behandlungen vor, die sowohl ihnen als auch ihren Ärzten bislang gut gefallen haben. Cobb und Mitarbeiter zum Beispiel vermuteten, daß die erfolgreiche Behandlung der Angina pectoris durch Unterbindung der Arteria mammaria interna auf einem starken Placebo-Effekt beruhe; mutig starteten sie eine kontrollierte Studie.[20] (Die Arteria mammaria interna verläuft in der Nähe des Herzens; wenn man sie durch eine Ligatur verschlösse, so wurde angenommen, würde ihr Blut zum Herzen umgeleitet und die solcherart gesteigerte Blutzufuhr würde den Angina-pectoris-Schmerz vermindern). Den Patienten sagte man, sie würden an einer Untersuchung dieser Operationsmethode teilnehmen. Man sagte ihnen aber nicht, daß bei einigen von ihnen anstelle der richtigen Operation eine Scheinoperation durchgeführt werden würde. Nachdem der Chirurg die Arterie dargestellt und präpariert hatte, wurde nach dem Zufallsprinzip ein Briefumschlag ausgewählt mit der Instruktion: Ligatur oder keine Ligatur. Siebzehn Patienten mit schwerer Angina pectoris erklärten sich bereit, an dieser Studie teilzunehmen. Während der ersten Monate nach der Operation ging es 5 von 8 Patienten mit Ligatur und 5 von 9 Patienten mit Scheinoperation nach eigenen Angaben deutlich besser. Eine eindrucksvolle Besserung der körperlichen Belastbarkeit trat bei zwei Patienten mit Scheinoperation ein.

Diese Studie wurde 1959 durchgeführt; heute würde jede Ethikkommission eine vergleichbare Studie ablehnen. Dennoch ist sicher, daß einige der anscheinend guten Ergebnisse derartiger Eingriffe auf dem Placebo-Effekt beruhen.

Eine andere Gruppe Skeptiker wiederholte das gleiche Experiment mit 18 Patienten. Weder die Patienten noch der sie nachuntersuchende Kardiologe wußten, an wem die echte Operation ausgeführt worden war. "Der Schweregrad der Angina pectoris nahm bei 10 der 13 Patienten mit tatsächlicher Ligatur deutlich ab . Bei 5 Patienten wurde nur zum Schein operiert, und alle gaben nachdrücklich eine deutliche Besserung an".[21]

Beecher, ein amerikanischer Anästhesist und Pionier der Erforschung des Placebo-Effektes, hielt fest, daß die Operationsmethode unmittelbar nach Erscheinen dieser Berichte sogar von ihren früheren Befürwortern aufgegeben wurde. Die Überlebensdauer dieser Placebo-Operation betrug nur zwei Jahre, eine "bemerkenswert kurze Zeit für die Einführung und Diskreditierung eines chirurgischen Verfahrens. Bezeichnenderweise wurde es durch zwei oder drei gut geplante Doppelblindstudien vernichtet".[22]

Man könnte vernünftigerweise einwenden, daß diese Operationsmethode, die doch wirksam war, nicht hätte aufgegeben werden sollen, nur weil ihr Erfolg auf dem Placebo-Effekt beruhte. Es war jedoch gerechtfertigt, mit dieser Methode Schluß zu machen, weil die Operation nicht frei von Risiken war; in einer größeren Studie betrug ihre Letalität 5%, daher ist es nicht überraschend, daß sie keinen Einfluß auf die Lebenserwartung hatte. Ihr positiver Effekt erstreckte sich eher auf das "Kranksein" als auf die Krankheit.

Das Milieu, Placebos und das Phänomen des "Klugen Hans"

Je besser die Bedingungen einer Placebo-Behandlung kontrolliert werden und je skeptischer die Haltung des Untersuchers ist, desto weniger wird sie als solche unentdeckt bleiben. Neue Medikamente wecken neue Hoffnungen, und einem Ratschlag - verschiedentlich Sydenham, Trousseau und Osler zugeschrieben - zufolge sollte man möglichst viele Patienten mit einem neuen Medikament behandeln, solange es noch heilende Kräfte besitzt.

Wieviele Patienten auf ein Placebo ansprechen, hängt vom Milieu ab, in dem es getestet wird. Lowinger und Dobie zeigten, daß die Art des getesteten Medikaments die Placeboreaktion beeinflußte.[23] Ausgetüftelte Versuchsrituale, komplizierte Dosierungspläne und der Glaube, daß das getestete Medikament besonders potent sei, können die Placebo-Ansprechrate von 25 auf 75% steigern.

Erst kürzlich untersuchten Gracely und Mitarbeiter den Einfluß eines Placebos auf die Schmerzen beim Zähneziehen.[24] Es hatte seit langem die Vermutung gegeben, daß die schmerzlindernde Wirkung des Placebos auf der Freisetzung von Endorphinen beruhe – das sind morphinähnliche Substanzen, die normalerweise im Nervensystem gebildet werden. Dieser Hypothese lag die Beobachtung zugrunde, daß der Endorphin-Antagonist Naloxon den Placebo-Effekt auf die Schmerzwahrnehmung anscheinend aufheben konnte. Das Leben wäre einfacher, wenn sich der Placebo-Effekt auf Schmerzen so klar und logisch erklären ließe. Spätere Experimente zeigten jedoch, daß Naloxon über seinen Effekt auf die Endorphine hinaus auch schmerzverstärkend wirkte. Gracely und seine Kollegen gingen noch weiter und zeigten, daß Placebos unter manchen Umständen Schmerzen verstärken statt reduzieren können, abhängig von den Erwartungen derjenigen, die das Placebo verabreichen.

Sie untersuchten Patienten, denen ein Weisheitszahn gezogen werden sollte. Das eigentliche Studiendesign war komplex, aber die wichtigen Befunde wurden an zwei Gruppen von Patienten erhoben, die nicht wußten, welcher Gruppe sie zugeordnet worden waren. Man sagte ihnen, daß sie Injektionen erhalten würden, die schmerzlindernd wirken *könnten*, aber gelegentlich auch schmerzverstärkend. Die eine Gruppe erhielt entweder Placebo oder Fentanyl, ein verbreitetes starkes Analgetikum. Die Studie war doppelblind, das heißt, weder diejenigen, die die Injektionen verabreichten, noch die Patienten wußten, wer Fentanyl und wer das Placebo erhielt. Die Experimentatoren wußten jedoch, daß es sich in diesem Teil der Studie um einen Vergleich zwischen Placebo und Fentanyl handelte; erwartungsgemäß wirkten sowohl das Medikament als auch das Placebo schmerzlindernd. Die zweite Gruppe erhielt entweder Placebo oder

Naloxon, und wieder wußten die Experimentatoren, welche Substanzen verglichen wurden. In diesem Fall wirkten sowohl das Medikament als auch das Placebo schmerzverstärkend!

Dieser überraschende und scheinbar paradoxe Befund kann seine Erklärung allein darin finden, daß diejenigen, die das Experiment durchführten, durch nonverbale Kommunikation oder sonstwie ihre eigenen Erwartungen auf die Patienten übertragen hatten.

Dieser subtile Mechanismus, der Zweifel an der Gültigkeit (Validität) vieler Doppelblindstudien aufkommen läßt, war Gegenstand einer Konferenz über "Das Phänomen des Klugen Hans", die 1981 von der New Yorker Akademie der Wissenschaften organisiert wurde.[25] "Kluger Hans" war ein Pferd, das einem pensionierten Lehrer in Berlin gehörte. Anfang des Jahrhunderts versetzten seine Zirkusauftritte die Welt in Erstaunen, bei denen der Kluge Hans addieren, subtrahieren, multiplizieren und dividieren, lesen und schreiben – ja sogar Probleme der musikalischen Harmonielehre lösen konnte. Es wurde bald bekannt, daß der Kluge Hans diese erstaunlichen Kunststücke nur in Gegenwart seines Herrn vollbringen konnte. Dieses scheinbar außergewöhnliche Phänomen war nicht das Ergebnis bemerkenswerter Pferde-Klugheit, sondern beruhte auf Hänschens Fähigkeit, unterschwellige Zeichen seines Herrn in eine passende Anzahl Hufklopfen umzusetzen.

Die Rolle des Kluger-Hans-Phänomens in klinischen Doppelblindstudien ist kaum untersucht worden. Es wird jedoch immer deutlicher, daß echte Doppelblind-Bedingungen sehr schwer zu realisieren sind. In einer Doppelblindstudie zur Untersuchung von Propranolol gegen Placebo bei Herzpatienten errieten fast 70% der Ärzte und mehr als 80% der Patienten, welche Substanz tatsächlich verabreicht worden war.[26]

21

Der Placebo-Effekt therapeutisch wirksamer Medikamente

Eine weitere Fehlerquelle ist der Glaube, daß die therapeutischen Effekte wirksamer Medikamente immer ihrer spezifischen pharmakologischen Wirkung zugeschrieben werden können. In Laborversuchen mit Tieren oder isoliertem Gewebe kann die pharmakologische Wirkung eines Medikaments definiert und quantifiziert werden; in der Klinik hingegen wird die Wirkung des Medikaments nicht allein von seinen pharmakologischen Eigenschaften, seiner chemischen Zusammensetzung und der Dosierung, sondern auch von den Erwartungen von Arzt und Patient, von verbalen und non-verbalen Zeichen sowie von der Konditionierung des Patienten und seiner Erkrankung abhängen.

Wolf untersuchte den Einfluß von Suggestion und Konditionierung auf die Wirkung von Pharmaka. In seinen Experimenten zeigte er, daß Brechwurzel (radix ipecacuanha, ein starkes Brechmittel) Übelkeit unterbinden konnte, wenn sie über eine Magensonde verabreicht wurde, so daß der bittere Geschmack nicht wahrgenommen wurde. Zur Erzeugung dieses paradoxen Effektes war weiterhin erforderlich, daß die Verabreichung von der starken Suggestion begleitet wurde, die Brechwurzel würde die Übelkeit des menschlichen "Versuchskaninchens" beenden. Unter diesen Umständen waren die Kontraktionen der Magenmuskeln - die normalerweise durch Brechwurzel gesteigert werden - meßbar vermindert. Ähnlich war es bei Tom, einer weiteren Versuchsperson Wolfs, der eine große, bleibende Magenfistel hatte (einen Kanal, der eine direkte Verbindung zwischen Magen und Bauchwand darstellt, meist das Ergebnis verunglückter Operationen). Mehrfach erhielt Tom oral Prostigmin, immer mit dem gleichen, pharmakologisch zu erwartenden Ergebnis: abdominelle Krämpfe, Durchfall und lokale Veränderungen am Magen (Hyperämie, Hypersekretion, Hypermotilität). Später reichte dann Leitungswasser, sofern Tom glaubte, es sei Prostigmin, um das gleiche Bild hervorzubringen. Selbst Atropin, ein pharmakologisches Antidot zu Prostigmin, rief unter diesen Bedingungen (wenn Tom glaubte, es sei Prostigmin) Prostigmin-ähnliche Effekte hervor.[27]

Diese Experimente zeigen, daß Placebo-Reaktionen die pharmakologischen Reaktionen aufheben können. Diese Erkenntnis hat zwei wichtige Konsequenzen: Erstens kann ein Placebo einen tatsächlichen pharmakologischen Effekt nachahmen, und zweitens hängen die Effekte pharmakologisch aktiver Substanzen von der Situation und den Erwartungen von Patient und Arzt ab.

Medikamentenprüfungen

Wie Lindahl und Lindwall feststellten, sind klinische Prüfungen ungeeignet, um die "echte" Wirkung einer Therapie zu ermitteln, da es zwischen dem Placebo-Effekt eines Medikaments und seinen spezifischen Effekten eine Wechselwirkung gibt. So ist es durchaus möglich, daß verschiedene Doppelblindstudien über dieselbe Behandlungsmethode verschiedene Ergebnisse liefern: mal Nutzen, mal Schaden, mal gar keinen Effekt.[28]

Die "echten" Wirkungen von Medikamenten werden von den Erwartungen überlagert, die an die meisten Studien geknüpft werden. Solche Erwartungen können die guten Wirkungen einer Therapie verstärken, und dieser Effekt kann wiederum durch vermehrte medizinische Zuwendung und bessere Pflege gesteigert werden. Andererseits kann das genaue Gegenteil eintreten aufgrund der Notwendigkeit, den Patienten über Hintergründe und Risiken einer Studie aufzuklären, oder wenn er erkennen muß, daß Therapie-Entscheidungen nach dem Zufallsprinzip getroffen werden. Diese Ambivalenz wird dadurch illustriert, daß die Heilungsraten von Duodenalgeschwüren in den Placebogruppen kontrollierter klinischer Studien zwischen 20 und 70% lagen.[29] Schließlich kann es durchaus sein, daß die Ergebnisse solcher randomisierter, kontrollierter Studien mit den Wirkungen dieser Medikamente im klinischen Alltag nicht übereinstimmen.

Schmerz und die Placebo-Reaktion

Mißverständnisse über die Beziehung zwischen der Placebo-Reaktion und dem Schmerz sind weit verbreitet. Goodwin und Mitarbeiter fanden, daß mehr als die Hälfte der von ihnen befragten Stationsärzte und -schwestern glaubten, daß ein

Patient mit Schmerzen, der sich nach einer Injektion sterilen Wassers besser fühlt, "funktionelle" – das heißt eingebildete - Schmerzen habe, die keine organische oder pathologische Ursache haben könnten.[30] Dies bedeutet den Sprung von einer falschen Prämisse zu einer vorschnellen Schlußfolgerung. Lasagna und Mitarbeiter berichteten, daß von zehn Chirurgie-Patienten mit schweren Wundschmerzen durchschnittlich drei bis vier nach einer Placebo-Injektion mit physiologischer Kochsalzlösung ausreichende Schmerzlinderung angaben.[31] Sie betonten, daß schwer vorherzusehen ist, wer auf Placebo ansprechen wird, da diese Patienten keine "Heulsusen", "Quälgeister" oder "junge hysterische Weibsbilder" sind und dieselbe mittlere Intelligenz aufweisen wie diejenigen, die nicht auf Placebo ansprechen. Genauso wie ein Placebo schmerzstillend wirken kann oder auch nicht, kann, wie Beecher gezeigt hat, eine Wunde Schmerzen verursachen oder auch nicht, je nachdem, ob sie (unter anderem) als "gut" oder "schlecht" aufgefaßt wird. Im Kampf verwundete Soldaten brauchen unter Umständen gar kein Analgetikum, weil ihre Schmerzen teilweise durch die Erwartung gelindert werden, aus der Hölle der Front ins sichere Hospital und später heim zu ihren Familien gebracht zu werden. Demgegenüber verursachen vergleichbare Verletzungen im Zivilleben Fragen und Ängste hinsichtlich der Genesung, finanzieller Belastungen und möglicher bleibender Behinderungen.

Solche Beobachtungen sind nicht auf den Krieg beschränkt. Ein spektakuläres Ansprechen auf Placebo konnten westliche Delegierte in China während des "großen Sprungs nach vorn" beobachten, als chinesische Ärzte auf Geheiß des Vorsitzenden Mao die Akupunktur-"Anästhesie" entdeckten. Vertrauensselige Beobachter glaubten, die chinesischen Patienten empfänden deshalb keine Schmerzen, weil eine Nadel in ihrem Ohrläppchen gezwirbelt wurde. Sie kannten die vielen Berichte aus China und auch aus Europa nicht, denen zufolge manche Menschen in geradezu stoischer Ruhe die Schmerzen chirurgischer Eingriffe aushalten können. Im Jahre 1843 führte der amerikanische Missionar und Chirurg Peter Parker eine Mastektomie bei einer chinesischen Patientin durch; nach Beendigung der Operation "erhob sie sich ohne Hilfe vom Tisch, sprang auf den Fußboden, verbeugte sich in der chinesischen Manier vor den anwesenden Gentlemen und ging in einen Nebenraum, als sei nichts geschehen". Ein anderer Chirurg schrieb 1863, daß "ein großer Anteil der Operierten kein Chloroform bekam ... manche haben nicht einmal die Fäuste geballt oder die Zähne zusammengebissen, sondern lagen vollkommen reglos auf dem Operationstisch, während ihre Muskeln mit dem Messer und ihre Knochen mit der Säge durchtrennt wurden". Zu Beginn dieses Jahrhunderts führte Mitchel Amputationen, Thyreoidektomien, Mastektomien und andere große chirurgische Eingriffe ohne Allgemeinnarkose durch. Theodor Kocher operierte in den neunziger Jahren des vergangenen Jahrhunderts in Bern 1.600 Kröpfe ohne Allgemeinnarkose. Harvey Cushing war verblüfft, als er im Jahre 1900 Zeuge war, wie César Roux die Kröpfe seiner Walliser Bauern ohne Narkose operierte.[32]

Schlußfolgerung

Die Placebo-Reaktion ist ein komplexes und noch wenig erforschtes Phänomen. Der Placebo-Effekt trägt zu jedem therapeutischen Erfolg bei, indem er die Symptome einer Krankheit lindert, und nicht selten ist er die einzige Ursache für die "Heilung" einer Erkrankung. Da Erfolg und Ruf eines Medikaments auf seiner Heilkraft beruhen, ist es vielleicht nicht überraschend, daß sich Ärzte so selten auf den Placebo-Effekt berufen, liegt dieser doch den Erfolgen eines jeden Scharlatans und Quacksalbers zugrunde. Bedenkt man die wesentliche Rolle des Placebo-Effekts in der praktischen Medizin, so ist es erstaunlich, wie wenig Platz ihm in Lehrbüchern und Vorlesungen für Medizinstudenten eingeräumt wird: hier ein kleiner Absatz in einem Lehrbuch, dort ein Hinweis während einer Vorlesung oder einer Visite. Ein Grund dafür mag sein, daß Ärzte dazu neigen, die Bedeutung des Placebo-Effekts herunterzuspielen, da sie sonst ihr ärztliches Image und ihre Macht aufs Spiel setzen würden.

Dieses Kapitel erwähnt nur indirekt Placebo-Techniken, die zusammengenommen als "Alternative Medizin" bezeichnet werden. Weil diese Problematik so wichtig ist, wird ihr das gesamte Kapitel 5 gewidmet.

Literatur

1. The Placebo in medicine: Editorial. Medical Press, June 18, 642 (1890).

2. Platt, R.: Two essays on the practice of medicine. Lancet II, 305-307 (1947).

3. Maimon, K. L., Morelli, H. F.: Clinical Pharmacology. Basic Principles in Therapeutics. Second Edition. Macmillan, New York (1978).

4. Thomas, K. B.: General practice consultations: is there any point in being positive? Br. Med. J. 294, 1200-1202 (1987).

5. Asher, R.: Talking Sense. Jonses, F. A. (ed.) Pitman Medical, London, 47 (1972).

6. Shall I please? Editorial. Lancet II, 1465-1466 (1983).

7. See 5.

8. Pepper, O. H. P.: A note on placebo. Trans Stud. Coll. Physcns. Phil. 13, 81-84 (1945).

9. Montaigne, M., Essais I, XXI (De la force de l'imagination) (1580).

10. Hippocrates, Vol. II, Jones, W. H. S., (tr. and ed.), W. Heinemann, London, 203 (1923).

11. Theophrastus, Enquiry into Plants. Tr. Sir Arthur Holt. W. Heinemann, London, 313 (1916).

12. Helman, C. G.: Feed a cold and starve a fever - folk models of infection in an English suburban community and their relation to medical treatment. Culture, Medicine and Psychiatry 2, 107-137 (1978).

13. Blackwell, B., Bloomfield, S. S., Buncher, C. R.: Demonstration to medical students of placebo response and non-drug factors. Lancet I, 1279-1282 (1972).

14. Black, D.: An Anthology of False Antitheses. Rock Carling Monograph. Nuffield Provincial Hospitals Trust, London (1984).

15. Gowdey, C. W., Hamilton, J. T., Philp, R. B.: A controlled clinical trial using placebos in normal subjects: a teaching exercise. Canad. Med. Assoc. J. 96, 1317-1322 (1967).

16. Pickering, G.: Therapeutics. Art or science? JAMA 242, 649-653 (1979).

17. Chalmers, I.: Scientific inquiry and authoritarianism in perinatal care and education. Birth 10, 151-166 (1983).

18. See 14.

19. Blau, J. N.: Clinician and placebo. Lancet I, 344 (1985).

20. Cobb, L A., Thomas, G. I., Dillard, D. H., Merindino, K. A., Bruce, R. A.: An evaluation of internal-mammary artery ligation by a double-blind technic. New Engl. J. Med. 260, 1115-1118 (1959).

21. Diamond, E. G., Kittle, C. F., Crockett, J. E.: Comparison of internal mammary artery ligation and sham operation for angina pectoris. Am. J. Cardiol. 5, 484-486 (1960).

22. Beecher, H. K.: Surgery as placebo. JAMA 176, 1102-1107 (1961).

23. Lowinger, P., Dobie, S.: A study of placebo response rates. Arch. Gen. Psychiat. 20, 84-88 (1969).

24. Gracely, R. H., Dubner, R., Deeter, W. R., Wolskee, P. J.: Clinicians' expectations influence placebo analgesia. Lancet I, 43 (1985).

25. Sebeok, T. A., Rosenthal, R., (eds.): The Clever Hans Phenomenon: Communications with horses, whales, apes and people. Ann. N. Y. Acad. Sci. Vol. 364, New York Academy of Science (1981).

26. Byington, R. P., Curb, J. D., Mattson, M. E.: Assessment of double-blindness at the conclusion of the beta-blocker heart attack trial. JAMA 253, 1733-1736 (253).

27. Wolf, S.: Effects of suggestions and conditioning on the action of chemical agents in human subjects - the pharmacology of placebo. J. Clin. Invest. 29, 100-109 (1950).

28. Lindahl, O., Lindwall, L.: Is all therapy just a placebo effect? Metamedicine 3, 255-259 (1982).

29. Spiro, H. M.: Doctors, Patients, and Placebos. Yale Univ. Press, New Haven (1986).

30. Goodwin, J. S., Goodwin, J. M., Vogel, A. V.: Knowledge of the use of placebos by house officers and nurses. Ann. Intern. Med. 91, 106-110 (1979).

31. Lasagna, L., Mosteller, F., von Felsinger, J. M., Beecher, H. K.: A study of the placebo response. Am. J. Med. 16, 770-779 (1954).

32. Skrabanek, P.: Acupuncture: past, present and future. In: Stalker, D., Glymour, C. (eds.): Examining Holistic Medicine. Prometheus Press, Buffalo, 181-196 (1985).

Kapitel 2

TAUSENDERLEI TRUGSCHLÜSSE

Einleitung

In diesem Kapitel führen wir einige Beispiele für fehlerhaftes Denken, irrige Argumente und mangelhafte Logik an. Diese Beispiele haben wir ausgesucht, weil sie uns entweder wichtig oder weitgehend unbekannt erscheinen. Wir untersuchen ferner, auf welche Art und Weise die Wahrheit verschleiert, verdreht oder bis zur Unkenntlichkeit entstellt werden kann, ohne jede offenkundige Absicht, dies zu tun. Wir beschäftigen uns nicht mit absichtlichen Fehlinformationen, Irreführungen oder Fälschungen, die von Zeit zu Zeit durch die wissenschaftlichen Fachzeitschriften geistern; wer an derartiger wissenschaftlicher "Pornographie" interessiert ist, sei auf zwei kürzlich erschienene Übersichten verwiesen.[1,2]

Wunschdenken und Vorurteile, die selektive Präsentation der Daten, uneingestandene Voreingenommenheit und Selbstbetrug sind gefährliche Übel, weil die Infektion symptomlos ist und die Keimträger nicht unmittelbar zu erkennen sind. Wenn wir uns davor schützen wollen, müssen wir auf subtile Zeichen achten, wie zum Beispiel Versprecher, Nebenbemerkungen, quasi-religiöse Ansichten, die mit Jargon getarnt werden, und Glaubenslehren, die sich als erwiesene Wahrheit ausgeben.

Der Trugschluß, daß ein Zusammenhang immer kausal sei

Osler bemerkte, daß "das Verlangen nach einem Medikament vielleicht das bedeutendste Merkmal sei, das den Menschen von anderen Tieren unterscheidet". Es gibt eine andere, noch bedeutsamere Eigentümlichkeit, die den Menschen von anderen Tieren unterscheidet: das menschliche Bedürfnis nach Erklärungen. Seit Menschengedenken blühten die Geschäfte der Ärzte und anderer Heiler, weil weder sie noch ihre Patienten zwischen einem bloßen Zusammenhang und einer Ursache-Wirkungs-Beziehung klar unterscheiden konnten. Aderlässe und

Abführkuren, das Ziehen sämtlicher Zähne zur Beseitigung "giftiger Herde" und unsinnige Polypragmasie haben ihre modernen Entsprechungen, weil weder Ärzte noch Patienten ohne weiteres zwischen bloßem Zusammenhang und Ursache unterscheiden können. Unterläßt man es, diese Unterscheidung zu machen, kann es zwar sein, daß man aus der Erfahrung lernt, aber man lernt nur, dieselben Fehler mit immer größerer Selbstsicherheit zu machen. Logiker nennen diesen Trugschluß "post hoc ergo propter hoc". Ich war krank, jetzt bin ich geheilt, also war die Behandlung der Grund für meine Genesung.

Wenn es zwischen zwei Dingen oder Ereignissen A und B eine Beziehung gibt, kann sie eine von vier Formen annehmen:

1. A verursacht B (Ursache)
2. B verursacht A (Konsequenz)
3. A und B haben eine gemeinsame Ursache (kollaterale Beziehung)
4. A und B hängen zufällig zusammen (Koindizenz)

In unserem Bestreben, zu verstehen, zu erklären und zu behandeln ist die Versuchung, Beziehungen generell Kausalität zuzuschreiben, allgegenwärtig und fast unwiderstehlich. Dies ist der wichtigste Grund für Irrtümer in der Medizin.

a. Kausaler Zusammenhang

Wenn zwei Ereignisse regelmäßig miteinander verbunden sind, wie zum Beispiel Rauch und Feuer oder Koitus und Schwangerschaft, ist man versucht, die Schlußfolgerung für logisch gerechtfertigt zu halten, daß diese zwei Dinge kausal verknüpft seien. Strenggenommen ist dies jedoch ein logisches Nonsequitur. Verursacht das Leben den Tod, weil es dem Tod immer vorausgeht? Verursacht die Nacht den Tag oder verursacht der Tag die Nacht? Ist es vernünftig zu schließen, daß Hunde Kaninchen verursachen, nur weil Kaninchen von Hunden gejagt werden?

Strenggenommen können wir nie Kausalität aus einer Assoziation herleiten, so vollkommen die Assoziation auch sein mag. In manchen Gegenden verhält sich die Geburtenrate proportional zur Häufigkeit der Störche. In Dublin hing die

Dichte der Fernsehantennen auf den Hausdächern deutlich mit der Geburtenrate und der Kindersterblichkeit zusammen - nicht, weil Fernsehen für Kleinkinder tödlich wäre, sondern weil die Dichte der Fernsehantennen schlechte Wohnungen, Übervölkerung und Armut widerspiegelte. In den Jahren unmittelbar nach dem zweiten Weltkrieg gab es einen Zusammenhang zwischen dem zunehmenden Verkauf von Nylonstrümpfen und einer zunehmenden Sterblichkeit an Lungenkrebs.

Ein Zusammenhang, der biologisch plausibel erscheint, kann zwar auf eine ursächliche Verknüpfung hindeuten, aber der *Beweis* ist nur experimentell zu erbringen.

b. Der Einbahnstraßen-Trugschluß

Auch wenn A mit B assoziiert ist und A B vorausgeht, bleibt es möglich, daß B die Ursache und nicht die Folge von A ist. Oft geht einer fiebrigen Erkrankung ein Kältegefühl voraus, aber entgegen der landläufigen Meinung werden weder das Kältegefühl noch das Fieber durch das Sitzen auf kalten Steinbänken, das Tragen nasser Socken oder das Umherlaufen mit nassen, frisch gewaschenen Haaren verursacht. Das Kältegefühl ist das erste Symptom des Fiebers.

Man hat eine Beziehung zwischen der Einnahme von Paracetamol und dem Auftreten von Duodenalgeschwüren beschrieben. Viele der gebräuchlichen Schmerzmittel, wie zum Beispiel Aspirin, verstärken bekanntlich die Symptome solcher Geschwüre. Auf den ersten Blick erscheint die Annahme vernünftig, Paracetamol habe denselben Effekt. Es gibt jedoch auch eine andere Möglichkeit, die daraus resultiert, daß Patienten mit einem Geschwür geraten wird, Aspirin und dergleichen zu meiden, während sie Paracetamol uneingeschränkt einnehmen dürfen. Es ist daher eher möglich, daß Duodenalgeschwüre die Einnahme von Paracetamol "verursachen", als daß Paracetamol Duodenalgeschwüre "verursacht".

Die Entzugssymptome nach Drogenmißbrauch werden nicht durch die Droge, sondern - im Gegenteil - durch ihre Abwesenheit verursacht. Das Beispiel erscheint nur deshalb trivial, weil wir heute die Ursache kennen. Bei einem bewußtlosen, insulinabhängigen Diabetiker anzunehmen, daß Insulin die richtige Behandlung sei, nur weil Insulinmangel zum Koma führt, könnte ein tödlicher Fehler sein. Diabetiker können entweder durch zuviel oder durch zuwenig Insulin komatös werden, und da diese beiden Zustände im ersten Augenblick schwer zu unterscheiden sein können, besteht die richtige Erstmaßnahme darin, Zucker zu verabreichen, weil ein Insulinüberschuß eher gefährlich ist und nur schwer wieder auszugleichen wäre.

c. Die indirekte oder kollaterale Beziehung

Da Gebärmutterhalskrebs bei armen Leuten häufiger vorkommt, ist es vielleicht nicht verwunderlich, daß ein aufstrebender Epidemiologe zwischen dieser Krebsart und dem ersten Koitus auf dem Fußboden (und nicht im Bett) eine signifikante Beziehung konstatierte.[3]

Weniger frivol ist das Beispiel der Debatte über ein irisches Familienplanungsgesetz, bei der eine Reihe prominenter Ärzte öffentlich behauptete, die freie Verfügbarkeit von Kondomen fördere die Promiskuität und die Entstehung von Geschlechtskrankheiten. Ihre Überzeugung, daß es eine kausale Beziehung gab, fußte auf einem indirekten Zusammenhang. In einigen Ländern gibt es einen Zusammenhang zwischen der Verfügbarkeit von Verhütungsmitteln und einer liberalen Haltung gegenüber dem Geschlechtsverkehr. Doch sowohl der öffentlich geäußerte Wunsch nach frei verfügbaren Verhütungsmitteln als auch ein geändertes Sexualverhalten können das Ergebnis sich ändernder gesellschaftlicher Wertvorstellungen sein.

d. Die notwendige und hinreichende Ursache

Selbst wenn der Zusammenhang zwischen A und B kausal ist, muß nicht zwingend jedes A von einem B gefolgt werden. Mit anderen Worten: Eine notwendige Ursache ist nicht immer eine hinreichende Ursache. Nicht jeder, der dem "Grippe"virus ausgesetzt ist, bekommt eine "Grippe"; dem Virus ausgesetzt zu sein, ist von daher eine notwendige, wohl aber keine hinreichende Ursache. Nicht alle Raucher sterben an Lungenkrebs, und nicht alle an Lungenkrebs Verstorbenen waren Raucher, daher ist Rauchen weder eine notwendige noch eine hinreichende Ursache.

Einem der Kochschen Postulate zufolge gilt ein Erreger dann als Ursache einer Infektionskrankheit, wenn dieser in Reinkultur beim Menschen oder beim Tier in jedem Fall die Krankheit auslöst. Diese scheinbar vernünftige theoretische Forderung berücksichtigt nicht den Unterschied zwischen notwendiger und hinreichender Ursache. Daß *Vibrio cholerae* nicht die hinreichende Ursache der Cholera ist, demonstrierte Max von Pettenkofer, der deutsche Vorreiter der Hygiene und Epidemiologie, in dramatischer Weise. Im Jahre 1892 schluckte er vor einem faszinierten Publikum 1 Milliliter einer frischen Stuhlkultur von einem gerade an Cholera verstorbenen Patienten. Er kam ungeschoren davon, sehr zum Verdruß der Kochianer. Pettenkofer stellte nicht in Abrede, daß das Vibrio eine notwendige Ursache der Cholera sei, sondern es lag ihm daran zu beweisen, daß es keine hinreichende Ursache ist. Vielleicht hat Pettenkofer auch nur mit dem Tod gespielt, denn neun Jahre später, im dreiundachtzigsten Lebensjahr, pustete er sich mit einer Schrotflinte das Gehirn aus dem Schädel.

Um die Probleme zu umgehen, auf die Pettenkofer hingewiesen hatte, wurden die Kochschen Postulate nun um den Zusatz ergänzt: "im empfänglichen Wirtsorganismus". Dieses Rettungsmanöver hatte unvorhergesehene logische Konsequenzen. Es lief auf eine Tautologie hinaus, da "Empfänglichkeit" vom Vorhandensein der Krankheit und "Unempfänglichkeit" von ihrer Abwesenheit abhängt: ein Erreger verursacht eine Erkrankung, außer wenn er dies nicht tut.

e. Die nicht-kausale zeitliche Beziehung

Zu den häufigsten Trugschlüssen in der Epidemiologie zählen jene, die auf eine zeitliche Korrelation zurückgehen. Jedes Paar unabhängiger Variablen, die sich linear mit der Zeit ändern, korreliert perfekt. Ein Beispiel dafür ist die Tatsache, daß in Chicago Bierpreis und Priestergehalt direkt miteinander korrelieren.[4] Neulich wurde die Zahl der Insassen in psychiatrischen Anstalten der Zahl der Gefängnisinsassen in England und Wales zwischen 1950 und 1985 gegenübergestellt. Es zeigte sich eine starke negative Korrelation: In dem Maße, wie sich die Zahl der Psychiatrie-Patienten verringerte, stieg die Zahl der Häftlinge. Die Autoren räumten zwar ein, daß dieser Zusammenhang nicht notwendigerweise eine kausale Beziehung bedeuten müsse (in dem Sinne, daß diejenigen, die früher in psychiatrische Kliniken aufgenommen wurden, nunmehr ins Gefängnis gesperrt würden), aber sie konnten sich dennoch die Schlußfolgerung nicht verkneifen, es gäbe "begründeten Zweifel am Erfolg der offenen Psychiatrie, mit einer Abneigung seitens der Psychiater, psychisch gestörte Straftäter in Heilanstalten einzuweisen".[5]

Selbst bei einer perfekten Korrelation ist der Rückschluß auf Kausalität nicht gerechtfertigt, wenn die Korrelation auf dem Vergleich zweier zeitlicher Trends beruht. So entwickelte ein Forscher eine Formel zur Errechnung der Lungenkrebsfälle aus dem Benzinverbrauch in Australien zwischen 1939 und 1981 und schloß daraus, daß Benzin Lungenkrebs verursacht.[6] Da sowohl Lungenkrebs als auch Benzinverbrauch in diesen Jahren eine parallele Zunahme verzeichneten, war die Korrelation nahezu perfekt; dies rechtfertigt jedoch nicht die Schlußfolgerung, Autos verursachten Lungenkrebs.

Der Umwelt-Trugschluß

Dieser Trugschluß tritt auf, wenn man Beziehungen, die sich in Populationen finden lassen, auf Individuen überträgt. Der Umwelt-Trugschluß läßt sich gut am hypothetischen Beispiel von drei verschiedenen Populationen demonstrieren, die sich in der Inzidenz von Lungenkrebs und in bezug auf das Tragen von Hüten unterscheiden. Es ist klar, daß die perfekte Korrelation innerhalb der Population zwischen Lungenkrebs und Huttragen nichts mit der Wahrscheinlichkeit zu tun hat, daß ein Hutträger an Lungenkrebs erkrankt.

Gruppe		Prozent Hüte	Lungenkrebs

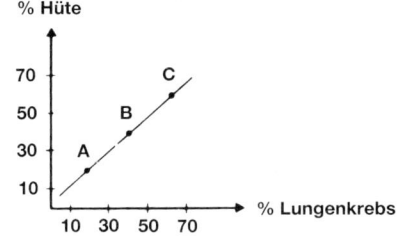

A	20	20
B	40	40
C	60	60

Ein Beispiel für die Umwelt-Korrelation aus:

Rosen M, Nystrom L, Wall S:
Guidelines for Regional Mortality Analysis:
An Epidemiological Approach to Health Planning.
International Journal of Epidemiology 1985; 14: 292-299

(mit Erlaubnis des Herausgebers des International Journal of Epidemiology)

Ein weiteres Beispiel ist die Beobachtung, daß afrikanische Eingeborene dazu neigen, viel mehr Ballaststoffe zu essen und voluminösere Stühle zu haben als Europäer; sie scheinen auch seltener an gewissen Krankheiten zu leiden, die in der reichen Welt verbreitet sind. Dies hat Burkitt und andere veranlaßt, eine Änderung unserer Ernährung zu empfehlen. In ähnlicher Weise haben Epidemiologen eine starke positive Korrelation zwischen dem Verbrauch an gesättigten Fettsäuren und dem Auftreten von Brustkrebs in verschiedenen Ländern nachgewiesen. Solche Ergebnisse rechtfertigen jedoch keine Diätempfehlungen für Einzelpersonen zur Verringerung ihrer Brustkrebs-Sterblichkeit.

Dieser Trugschluß ist auch in anderen Zusammenhängen von Bedeutung, zum Beispiel bei der Vorbeugung gegen koronare Herzerkrankungen. Die Sterblichkeit an dieser Erkrankung ist mit einer ganzen Reihe von Variablen korreliert worden, die sich manchmal von Land zu Land unterscheiden. Daraufhin haben Enthusiasten Verhaltens- und Ernährungsregeln ausgearbeitet - ohne die entscheidende experimentelle Überprüfung. Dies ist so bedeutsam, daß wir im Kapitel 4 noch einmal darauf zurückkommen werden.

Es gibt eine verblüffend starke positive Beziehung zwischen der Kindersterblichkeit und der Arzthäufigkeit in achtzehn entwickelten Ländern.[7] Sicher wäre es etwas übertrieben, wollte man aufgrund dieser Beobachtung empfehlen, die Zahl der Ärzte zu reduzieren.

Der Surrogat-Ergebnis-Trugschluß

Die Kenntnis dieses Trugschlusses ist nicht so weit verbreitet, wie es sein sollte. Da die Ergebnisse einer medizinischen Intervention oft schwer meßbar sind und auch oft erst nach langer Verzögerung eintreten können, ist man geneigt, ein Surrogat an die Stelle eines wirklichen Ergebnisses zu setzen: ein Surrogat, das leicht und ohne übermäßigen Zeitaufwand gemessen werden kann. Manche Epidemiologen benutzen den Ausdruck "Zwischenergebnis". Dieses Wort ist unbefriedigend, unterstellt es doch, es handle sich um eine Etappe auf dem Weg zum gewünschten Ergebnis und nicht um ein Ergebnis-Surrogat.

Ergebnis-Surrogate sollten nur benutzt werden, wenn gesichert ist, daß sie ein valider Ersatz für das wirkliche Ergebnis sind. Ein Gesundheitserziehungsbüro beispielsweise kann seine Aktivitäten an der Anzahl der Merkblätter bemessen, die an die Haushalte verteilt wurden, oder an der TV-Sendezeit, die man kaufen konnte. Dieses Ersatzmaß sagt allerdings gar nichts darüber aus, wieviele Menschen tatsächlich ihr Verhalten geändert haben und infolgedessen eine bessere Gesundheit erwarten können. So wurde gezeigt, daß eine in Wessex durchgeführte Kampagne, die die Verwendung von Sicherheitsgurten fördern sollte, keine unmittelbare Wirkung auf ihre Verwendungshäufigkeit hatte.[8]

Dieser Trugschluß taucht auch häufig im Zusammenhang mit Vorsorgeuntersuchungen auf. So wird die Anzahl der Frauen, die aufgrund eines "positiven" Pap-Abstrichs behandelt werden, oft als Surrogat für das wirkliche Ziel benutzt, nämlich die Verminderung der Sterblichkeit an Gebärmutterhalskrebs. Wie wir noch ausführen werden, können immer mehr Frauen mit "positivem" Abstrich behandelt werden - ohne irgendeinen Einfluß auf die Sterblichkeit. Ebensowenig kann die Entfernung von Dickdarmpolypen (Auswüchse der Bürstensaum-Membran) als valider Ersatz für eine Verminderung der Mortalität an Dickdarmkrebs angesehen werden, obwohl solche Wucherungen mit einer erhöhten Wahrscheinlichkeit, an Dickdarmkrebs zu erkranken, einhergehen.

Der Surrogat-Trugschluß durchdringt in einer besonderen Form die zunehmend beliebte "Qualitätskontrolle". Üblicherweise legen diejenigen, die sich mit Qualitätskontrolle befassen, Leistungskriterien fest, anhand derer der tatsächliche Zustand bestimmt werden soll. Zum Beispiel könnte die Qualitätssicherung in der Hypertoniebehandlung festsetzen, daß nicht nur der Blutdruck gemessen wird, sondern daß auch noch die kleinen Arterien des Augenhintergrundes untersucht, eine Röntgenaufnahme zur Bestimmung der Herzgröße gemacht, der Urin auf Eiweiß untersucht und einfache Blutuntersuchungen zur Prüfung der Nierenfunktion vorgenommen werden sollen. Aber eine solche Qualitätskontrolle geht an einer wichtigen Frage vorbei: Verbessert diese ganze Betriebsamkeit in irgendeiner Weise die Lebensqualität der Patienten, oder vermindert sie ihre Sterblichkeit?

Der "Gemeinsam-sind-wir-stark"-Trugschluß

Dieser Trugschluß basiert auf dem Glauben, daß viele kleine Beweisstücke - jedes für sich zweifelhaft oder schwach - zu einem starken Beweis zusammen-gebündelt werden können. Tatsache ist aber, daß ein Bündel unsicherer Beweisstücke unsicher bleibt. Eine weitverbreitete Unsitte ist das Zusammenfassen einer Anzahl von Studien, von denen keine einzige signifikante Ergebnisse hervorgebracht hat, um Unterschiede "nachzuweisen". Diese Praxis ist aus zwei Gründen nur mit Vorsicht zu genießen: Zum einen ist sie ist nur gültig, wenn die einzelnen Studien, die zusammengefaßt werden, selbst gültig sind. Und wenn zweitens große Stichproben nötig sind, um einen Unterschied nachzuweisen, dann ist es sicher, daß der echte Unterschied klein und daher wahrscheinlich uninteressant ist.

Der Trugschluß der erdrückenden Beweislast

Dieser Trugschluß hat mit dem "Gemeinsam-sind-wir-stark"-Trugschluß vieles gemein. Die Poppersche Auffassung von der Wissenschaft geht von der Prämisse aus, daß sich Wissenschaft und Nicht-Wissenschaft in der Möglichkeit der Widerlegung unterscheiden: Fortschritt entsteht, wenn versucht wird, Hypothesen mit allen zur Verfügung stehenden Mitteln zu widerlegen. Popper benutzte das Beispiel des schwarzen Schwans: Die Aussage "alle Schwäne sind weiß" wird durch die Beobachtung des tausend-und-ersten Schwans kaum erhärtet, sie wird aber zerstört durch die Beobachtung eines einzigen schwarzen Schwans. Es muß nur sichergestellt sein, daß der schwarze Vogel tatsächlich ein Schwan ist.

Die Gültigkeit einer Aussage anhand der Gewichtigkeit der Beweisstücke beurteilen zu wollen, erinnert an den Lockruf des Schneiders: "Kümmern Sie sich nicht um die Qualität - fühlen Sie lieber, wie dick der Stoff ist!" Die Beweise abzuwägen heißt in diesem Kontext, daß man alles, was für eine bestimmte

Überzeugung spricht, in einer Waagschale anhäuft, um zu zeigen, daß dieser Haufen größer ist als der Haufen der Gegenbeweise in der anderen Waagschale. Die Wahrheitsfindung nach diesem Ansatz ist nicht nur Nicht-Wissenschaft, sie ist auch gefährlich, denn diese Art der Beweisführung führt unter Umständen zu Handlungen, die gerade auf dem Gebiet der Präventivmedizin das Leben vieler Menschen tangieren können. Bei der Wahrheitssuche macht es keinen Sinn, nach Übereinstimmung zu suchen und weiße Schwäne zu sammeln - es sind die Widersprüche, die der Entwicklung unseres Kenntnisstandes den Weg bereiten.

Unglücklicherweise sind wir versucht, unbequeme Beweisstücke außer acht zu lassen, wenn sie uns nicht ins liebgewordene Bild passen. Der Bericht des amerikanischen *Surgeon General* über das Rauchen zitiert zum Beispiel eine sehr lange Liste von Studien, die die Gesundheitsschädlichkeit des Rauchens belegen; aber er klammert die kleine Zahl diskrepanter Befunde, die mit den Schlußfolgerungen nicht in Einklang stehen, aus.[9] Doch sind es gerade diese Beweisstücke, die eine besonders sorgfältige Analyse erfordern. Wenn sie richtig sind, dann muß die Schlußfolgerung oder Hypothese entsprechend geändert werden.

Nicht selten führt dieser Trugschluß dazu, daß Kritik an populären Überzeugungen als "selektiv" abqualifiziert wird. Weist man zum Beispiel darauf hin, daß auch Nonnen an Gebärmutterhalskrebs versterben - was im Gegensatz zu der Ansicht steht, es handele sich um eine Geschlechtskrankheit -, so wird einem zumeist entgegengehalten, man gebrauche die Beweisstücke selektiv und ignoriere Hinweise auf die Bedeutung der Promiskuität. Angebrachter wäre eine kritische Untersuchung der Hinweise für das Auftreten dieser Krebsart bei Frauen, die nie sexuell aktiv gewesen sind; wenn sich diese Hinweise erhärten lassen, sollte dies zu einer Änderung der ursprünglichen Auffassung führen. Die Ausnahme vernichtet die Regel.

Der Trugschluß des Ausrufers

In Lewis Carrolls Buch *"The Hunting of the Snark"* (1876) sagt der Ausrufer: "Was ich dir dreimal sage, ist wahr". Dies ist eine abgewandelte Form des "Gemeinsam-sind-wir-stark"-Trugschlusses. Waldron fand diesen Trugschluß in der jahrhundertealten Annahme, die Blei-Kolik sei erstmals von Hippokrates beschrieben worden.[10] Mehrere bedeutende Autoren von Lehrbüchern der Arbeitsmedizin behaupten, einander zitierend, daß Hippokrates der Erstbeschreiber dieser Erkrankung sei. Waldron zeigte auf, daß Hippokrates nie dergleichen geschrieben hat. Da nichtsdestotrotz den meisten der zukünftigen Blei-Kolik-Forscher weder Waldrons Brief an *The Lancet* noch das hippokratische Korpus bekannt sein dürften, werden sie weiterhin ihre gelehrten Abhandlungen über die Blei-Kolik damit beginnen, daß "die Erstbeschreibung der Blei-Kolik Hippokrates zugeschrieben werden muß".

Hamblin entlarvte den Glauben, daß Spinat sehr reich an Eisen sei, als einen Irrglauben, indem er den Popeye-Spinat-Mythos auf einen Druckfehler im Originalbericht aus den dreißiger Jahren zurückführte. Die Autoren hatten das Komma an die falsche Stelle gesetzt und damit den Eisengehalt des Spinats um das Zehnfache zu hoch angesetzt.[11] Amerika war "bis zum Schluß stark, denn sie aßen ihren Spinat", und viele Europäer überkommt heute noch Übelkeit, wenn sie gekochten Spinat sehen oder riechen - erinnert er sie doch an ihre Kindheit, als ihre gesundheitsbewußten Mütter ihnen dieses Zeug aufzwangen, damit sie etwas Eisen ins Blut bekämen. Eier, Rinder- und Schweinefleisch, Leber, Schalentiere, brauner Zucker und Hülsenfrüchte enthalten mehr Eisen als Spinat, und Rosenkohl, Weißkohl und ähnliche Gemüsearten stehen ihm in nichts nach.

Der Autoritäts-Trugschluß

Beim Autoritäts-Trugschluß hält man Dinge für wahr, weil die Informationen einer autoritativen Quelle entstammen. Es muß wahr sein, weil ich's in der Zeitung gelesen oder im Fernsehen gesehen habe, weil der Chirurg es gesagt hat, weil *The Lancet* es abgedruckt hat. Autorität ist in der Medizin tief verwurzelt, weil der Patient Rat sucht, um eine Erklärung zu bekommen, die glaubwürdiger ist als die seiner Freunde und Verwandten.

Die Grundlage eines Großteils des Medizinstudiums ist der Respekt vor der Autorität. Die Studenten können sich so sehr ans Auswendiglernen gewöhnen, daß sie leicht der Illusion verfallen, sie würden deswegen lernen, die Vorlesungen und Lehrbücher nachzuplappern, weil diese die "Wahrheit" sind. "Etwas müssen wir ja glauben" - und (in Klammern) "wir müssen schließlich unsere Examina bestehen" - das ist die häufigste Antwort, die wir auf unsere Anregung erhalten, die Studenten sollten nichts glauben, dessen einziger Beweis die Behauptung einer Autorität ist. In unserem Kurs über die kritische Bewertung von Beweismaterialien sagen wir unseren Studenten, daß der Kurs nur dann sein Ziel erreicht hat, wenn sie am Ende nicht alles ohne kritische Überprüfung glauben, was wir ihnen erzählt haben.

Autoritäten festigen von Natur aus den Status quo, der ihnen schließlich das Recht auf diese Auszeichnung verleiht. Als William Harvey seine Entdeckung des Blutkreislaufs veröffentlichte, zeigte man ihm die kalte Schulter. Er beklagte sich bei seinem Freund Aubrey, daß er nach Erscheinen seines Buches die meisten seiner Patienten verloren habe, denn "der Pöbel glaubte, er sei verrückt" und "alle Ärzte seien gegen seine Auffassung, seien mißgünstig, und viele schrieben gegen ihn".[12]

Es gibt gute Gründe, den Auffassungen von Autoritäten zu mißtrauen - nicht nur in der Medizin, sondern auch in der Wissenschaft im allgemeinen. Heute klingt es unglaublich, daß ein so angesehenes wissenschaftliches Journal wie *Nature* auf Empfehlung von Autoritäten die Veröffentlichung solcher Arbeiten ablehnen konnte wie die von Hans Krebs über den Zitronensäure-Zyklus, von H.C. Urey über den schweren Wasserstoff und von Enrico Fermi über den Beta-Zerfall.[13] Krebs, Urey und Fermi erhielten später für diese Entdeckungen den Nobelpreis. Erst kürzlich enthüllte die Nobelpreisträgerin Rosalyn Yalow, daß *Science* ihre

Erstbeschreibung des Radioimmunoassays abgelehnt hatte - eine Methode, die heute jedes Krankenhauslabor anwendet.[14]

Das Mißtrauen gegen Autoritäten sollte nicht mit der Befürwortung von Anarchie oder der Leugnung der nützlichen Rolle der Autorität gleichgesetzt werden. Es mag klug sein, zumindest vorläufig zu akzeptieren, was eine Autorität zu sagen hat: es ist unklug und gefährlich, zu glauben. Wie Wilson Mizner es einmal ausdrückte: "Ich respektiere den Glauben, aber es ist der Zweifel, dem man seine Bildung verdankt."

Einer der besten praktischen Tests der Vertrauenswürdigkeit einer Autorität ist ihre Reaktion auf die Frage: "Und was sind Ihre Beweise?" Thomas Jefferson, der dritte Präsident der Vereinigten Staaten, hatte folgenden Rat für einen jungen Arzt: "Er muß einen wirklich scharfen Verstand haben, der jugendliche Leichtgläubigkeit überwindet und eine kluge Ungläubigkeit gegenüber der Autorität seiner Lehrer und den berückenden Täuschungen ihrer Theorien behauptet."[15]

Je intelligenter die Autorität, desto idiotischer werden manche ihrer Behauptungen sein. Erklärt hat dieses Paradox Francis Bacon (der Philosoph, nicht der Maler). Er sagte, wenn ein solcher Mann einmal in die falsche Richtung aufbricht, dann wird ihn seine überragende Fähigkeit und Schnelligkeit nur noch weiter in die Irre führen.

Ein klassisches Beispiel des Autoritäts-Trugschlusses ist die Tatsache, daß Newtons Beweise für die Erfüllung der Prophezeiungen der Apokalypse akzeptiert worden sind. In seiner Schrift *Beobachtungen, die Prophezeiungen Daniels und die Apokalypse des Heiligen Johannes betreffend,* 1733 erschienen, errechnete Isaac Newton, daß die römische Kirche das elfte Horn des vierten Ungeheuers in Daniels Vision geworden sei. Indem er nachwies, daß "mal und wieder mal die Zeit dazwischen" ("a time and times the dividing time") 1260 Sonnenjahre ergibt, sagte Newton den Sturz des Papsttums zwischen den Jahren 2035 und 2054 voraus (als guter Wissenschaftler gab er ein Konfidenzintervall an).

Sir William Whitla, MP, MD, DSc, LLD, Professor der Medizin an der Queen's University zu Belfast und Prorektor der Universität, auch Präsident der britischen Ärztevereinigung und vermutlich eine gewichtige Autorität, schrieb 1922 das Vorwort zu einer Neuausgabe von Newtons *Beobachtungen*. Darin bedauerte er, daß die Manifestationen des Unglaubens, wie Skeptizismus, Atheismus, Agnostizismus, Materialismus und Rationalismus, um sich griffen. Seiner Meinung nach war es nicht verwunderlich, daß es unter denen, die biblische Wunder ablehnen, "noch manche gibt, die solche modernen Entdeckungen wie die Levitation bestreiten"![16]

Modetrends sind in der Medizin die Regel, und wenn sie Unterstützung durch die Stimme der Autorität finden, ist es schwierig, sie vor ihrem unvermeidlichen und verspäteten Ableben wieder loszuwerden. Im Jahre 1900 hieß es in der *Medical Press*: "Im wechselvollen Verlauf des Kreuzzugs gegen die Schwindsucht hat man viel Lärm gemacht um falsche Behauptungen über die Entdeckung der einen oder anderen todsicheren Heilbehandlung. Die berüchtigtste war die Tuberkulinwelle, die sich vor etwa zehn bis elf Jahren über die ganze zivilisierte Welt ausbreitete und fast ungeteilte Anerkennung fand, weil ihr Urheber ein illustrer Wissenschaftler war, der durch den Nachweis eines spezifischen Bazillus die wissenschaftliche Behandlung der Schwindsucht begründet hatte. Gleichwohl, Kochs Tuberkulin erwies sich als Falle und Täuschung."[17]

Wie zu Beginn, so können sich auch am Ende des zwanzigsten Jahrhunderts Autoritäten irren. Während des vergangenen Jahrzehnts wurden viele Krebspatienten mit Vitamin C behandelt, hauptsächlich aufgrund der Autorität des zweifachen Nobelpreisträgers Linus Pauling. Neulich zeigte eine gut durchgeführte, kontrollierte Studie, daß Vitamin C den Patienten nicht nur nichts nutzte, sondern eine gesundheitsschädigende Wirkung hatte, die auf dem 5%-Niveau signifikant war, das heißt, es besteht nur eine Chance von eins zu zwanzig, daß ein Effekt dieser Größe rein zufällig auftrat.[18] Diese gesundheitsschädigende Wirkung wurde - zu Recht, wie wir meinen - als zufallsbedingt erachtet, doch hätte der Zufall den umgekehrten Effekt gezeitigt, so hätte das Pauling bestätigt, und kein Patient würde dieser - nicht ganz harmlosen - Therapie entkommen.

Man sollte sich gegenüber jedem als gütig erweisen, auch gegenüber denjenigen, die mit Autorität versehen sind, aber man muß gnadenlos sein, wenn es darum geht, die Beweise für ihre Überzeugungen zu suchen und zu kritisieren.

Der "Das-sagen-doch-alle"-Trugschluß

Es handelt sich um eine Verbindung zwischen dem "Gemeinsam-sind-wir-stark"-Trugschluß und dem "Autoritäts-Trugschluß". In den gebräuchlichen Lehrbüchern der Medizin, zwei Fachmonographien und auch in einer Standard-pharmakopöe steht zu lesen, daß Phenytoin (ein Medikament zur Unterdrük-kung von Krampfanfällen) den Urin rot färben kann, wenn der Urin sauer ist. Derby und Ward verfolgten diesen Mythos bis auf einen Hinweis in einer phar-mazeutischen Zeitschrift zurück.[19] Ein Telefonat mit dem Autor führte sie zur genauen Quelle des Hinweises, der sich bei näherer Nachprüfung als völlig unbegründet erwies. Hier hatten Derby und Ward das Glück, daß der Mythos unter ihren Zeitgenossen, die noch lebten und dazu befragt werden konnten, entstanden war. Wieviele der überlieferten klinischen Lehrmeinungen, die durch die Lehrbücher geistern, basieren auf unechten Beobachtungen, um deren Nachprüfung sich keiner gekümmert hat und die zum Teil seit Generationen un-verändert übernommen worden sind? Zu den verdächtigsten Behauptungen gehören jene, die über jeden Zweifel erhaben - "jeder sagt es" -, aber völlig unbewiesen sind.

Noch vor einigen Jahren wurde Patienten mit Herzinfarkt sechs Wochen strikte Bettruhe verordnet. So viel Zeit wurde für nötig erachtet, damit sich das geschädigte Herz erholen konnte. Nur wenige Ärzte erlaubten ihren Patienten, auch nur ihre Notdurft auf dem Nachtstuhl anstatt auf der Bettpfanne zu verrichten. Die Ärzte, die es doch erlaubten, waren exzentrisch und mutig zugleich. Heutzutage ist Frühmobilisierung die Regel, selbst innerhalb von vierundzwanzig Stunden; Patienten, die lange im Bett liegen mußten und infolgedessen Blutgerinnsel in den Beinen entwickelten, könnten möglicherweise den Arzt wegen eines Kunstfehlers verklagen.

Vor nicht allzu langer Zeit war es Usus, bei Magengeschwüren Schonkost und bei Divertikulose des Dickdarms faserarme Kost zu verordnen. Heute gilt Schonkost nicht mehr als Ulkus-Therapie, und bei Divertikulitis wird Rohkost empfohlen.

Der Trugschluß von der einfachen Erklärung

In ihrer Übersicht über Modeerscheinungen in der Medizin bemerkten Cohen und Rothschild, daß Ärzte oft deswegen eine neue Idee akzeptieren, weil sie eine einfache Lösung für ein komplexes Problem bietet.[20] Aber wie H.L. Mencken sagte: "Es gibt für jedes komplexe Problem eine Lösung, die einfach, direkt und falsch ist."

Vielleicht wäre es passender, diesen Trugschluß als den "Trugschluß der globalen Erklärung" zu bezeichnen. Wenn eine Erklärung so einfach ist, daß sie alles im Allgemeinen erklärt, dann erklärt sie häufig nichts im Besonderen. Solche weitreichenden Erklärungen und Theorien sind charakteristisch für die alternative Medizin. Die Homöopathie, beispielsweise, führt alles therapeutische Handeln auf ein einziges einfaches Prinzip zurück - "Gleiches mit Gleichem heilen". Der Vorläufer dieses Prinzips, der Brownianismus, wurde zuerst von John Brown (1735-1788) formuliert. Brown lehrte, daß jede Krankheit entweder Überstimulation oder Hemmung sei, und daß die entsprechende Behandlung entweder in der Verabreichung von Opium oder Alkohol in Höchstdosierung bestünde. Das System wurde von den Ärzten begeistert aufgenommen, und dem Historiker Johann Bass zufolge kostete diese Behandlung mehr Menschenleben als die Französische Revolution und die Napoleonischen Kriege zusammen.

Ende des vergangenen und Anfang dieses Jahrhunderts war "Überanstrengung" eine beliebte Erklärung für viele Erkrankungen: Herz-Überanstrengung, Überanstrengung des Kreuzes oder Überanstrengung der Augen als wichtige Ursache von Kopfschmerzen. Später wurde "Überanstrengung" durch "Streß" ersetzt, ein Begriff, der sich einer außerordentlichen Popularität erfreute, nachdem Hans Selye ihn zum Kernstück seines "allgemeinen Anpassungs-Syndroms" gemacht hatte. Heutzutage ist es so, daß viele Ärzte und noch mehr Durchschnittsmenschen glauben, "Streß" verursache die koronare Herzkrankheit, Krebs, Colitis ulcerosa, Magengeschwüre und viele andere Erkrankungen. Man müßte schon bis Galen zurückgehen, um ein gleichermaßen grandioses Konzept ohne jeglichen Erkenntniswert zu finden, das aber alles zu erklären scheint.

Der Trugschluß vom Zaubergeschoß

Gewöhnlich wird die Einführung eines neuen Medikaments von begeisterten Berichten begleitet, die seine besondere Wirksamkeit und Nebenwirkungsfreiheit hervorheben. Solcher Optimismus steht auf tönernen Füßen, denn jedes Medikament, das in die Biochemie des menschlichen Organismus eingreift, muß unerwünschte Wirkungen haben. Die Erfahrung lehrt dann schnell, daß das Medikament doch nicht so wirksam ist, wie zunächst angenommen, und daß sein Gebrauch keineswegs problemlos ist. Nur homöopathische Rezepte sind harmlos, weil sie keine physikalischen Wirkungen haben können, auch wenn sie psychisch die Selbsttäuschung begünstigen können, sie hätten einen Nutzen.

David Sackett hat darauf hingewiesen, daß eine Nebenwirkung, die im Mittel nur bei einem von tausend Patienten auftritt, die Untersuchung von dreitausend Patienten erfordert, wenn ein Forscher mit 95%iger Sicherheit mindestens einen Fall entdecken will.

Der Trugschluß vom "schlechten Blut"

Es ist nicht lange her, daß manche Psychiater der Meinung waren, die "Schizophrenie" könne dadurch geheilt werden, daß man das Blut mittels Hämodialyse von einem "Schizophrenie-Toxin" reinigt. Die wenigsten wissen, daß diese

Idee zuerst ein schizophrener Patient hatte.[22] Viele andere Erkrankungen mit unbekannter Ursache hat man so behandelt. Blut hat mystisch-religiöse Bedeutung, und die Reinheit des Blutes ist seit jeher Bestandteil der meisten reaktionären Ideologien gewesen.

Die Hypothese, daß Blutgruppen ursächlich mit verschiedenen Erkrankungen in Verbindung stehen, hat eine ähnliche Anziehungskraft wie andere globale Erklärungen. Solche Vorstellungen üben einen besonderen Reiz auf jene Forscher aus, denen sonst nichts mehr einfällt. Eine solche Hypothese führt zu keiner Voraussage und verbietet keine Aussage. Da kein Grund besteht, irgendeine bestimmte Assoziation anzunehmen, kann man die Daten über Blutgruppen und Krankheiten regelrecht abgrasen, wobei man sehr wahrscheinlich eine "signifikante", aber nichtsdestoweniger rein zufällige Assoziation finden wird. Auf diese Weise wird ein beharrlicher Forscher, der ohne jede konkrete Vorstellung beginnt, am Ende doch noch mit publizierbaren Ergebnissen belohnt. Beispiele finden sich auch heute in angesehenen Fachzeitschriften.

Alexander S. Wiener, der Mitentdecker des Rhesus-Faktors und einer der bedeutendsten Gerichtsmediziner, unterzog die pseudowissenschaftliche Verbindung von Blutgruppen und Krankheiten 1962 einer kritischen Betrachtung.[23] Es ist nicht verwunderlich, daß seine Kritik von denjenigen selten erwähnt wird, die solche Verbindungen nach wie vor fleißig konstruieren. Als Wiener die Behauptung kritisierte, es gäbe eine "feste" Beziehung zwischen der Blutgruppe 0 und Geschwüren des Zwölffingerdarms, bezichtigte man ihn der Krittelei; es wurde behauptet, daß nur eine größere Datenbasis die Frage klären könne. Seine Antwort ist es wert, zitiert zu werden: "Das ist nicht nötig, da gezeigt werden konnte, daß die bereits gesammelten Daten, auf die sich die Behauptung stützt, fehlerhaft sind. Überdies ist es nicht nötig, die Chiropraktik zu praktizieren, um zeigen zu können, daß Chiropraktik Quacksalberei ist. Man muß nicht alle hirnrissigen Behauptungen ausprobieren, um nachzuweisen, daß sie Trugschlüsse sind." Noch fünfzehn Jahre später konnte sich ein Leitartikler im *British Medical Journal* darüber überrascht zeigen, daß eine neue, sorgfältig durchgeführte Studie kein Überwiegen der Blutgruppe 0 bei Patienten mit Zwölffingerdarmgeschwüren aufzeigte.[24]

Der Risiko-Trugschluß

Der Risiko-Trugschluß rührt von der Unfähigkeit her, zwischen relativen und absoluten Risiken zu unterscheiden. Beweise für die möglichen Ursachen der koronaren Herzkrankheit und des Krebses beziehen wir zumeist aus epidemiologischen Studien, deren Befunde in Form eines geänderten relativen Risikos ausgedrückt werden. Das relative Risiko ist zwar ein wichtiges Maß für die Stärke einer Assoziation zwischen einem mutmaßlichen Risiko-Indikator und einer Krankheit, es steht aber in keinem Zusammenhang mit der Wahrscheinlichkeit, daß der einzelne diese Krankheit bekommt.

Verglichen mit uns Gelegenheitsfliegern haben die meisten Flugzeugpiloten ein *relatives* Risiko, durch ein Flugzeugunglück umzukommen, vermutlich in der Relation von mehreren Tausend zu eins. Dennoch sollten weder sie noch wir das Fliegen aufgeben, da das *absolute* Risiko extrem gering ist.

Wie zwecklos es ist, kleine relative Risiken zu ernst zu nehmen, illustriert eine

und Brustkrebs. Die Forscher zeigten, daß der Al-

In einer sehr großen, von der Weltgesundheitsorganisation koordinierten Studie in elf Ländern zeigte sich für Frauen, die zwei bis fünf Jahre lang orale Ovulationshemmer eingenommen hatten, ein relatives Risiko von 1,5 für eine Erkrankung an Gebärmutterhalskrebs im Vergleich mit Frauen, die die "Pille" nie genommen hatten.[26] Auch wenn wir die Überzeugung der Forscher, es handele sich um eine kausale Beziehung, dahingestellt sein lassen: Gibt es einen Grund zur Besorgnis? Fortney und Mitarbeiter analysierten diese Daten im

Hinblick auf die Lebenserwartung. Der Unterschied in der Lebenserwartung zwischen Pillen-Anwenderinnen und Nicht-Anwenderinnen, der durch das erhöhte Gebärmutterkrebsrisiko bedingt wäre, betrug elf Tage bei den 20- bis 24jährigen und sieben Tage bei den 30- bis 34jährigen.[27]

In letzter Zeit hat man sich große Sorgen um mögliche schädliche Wirkungen des passiven Rauchens gemacht. Im irischen Parlament wurde behauptet, daß Passiv-Raucher ein 30% höheres Risiko für Lungenkrebs trügen als andere Menschen. Dies veranschaulicht zwei Formen des Mogelns zugleich. Hätte man erstens diesen Effekt als relatives Risiko von 1,3 ausgedrückt, so erschiene er deutlich weniger dramatisch. Zweitens hat sich das absolute Risiko von 0,09 pro 1000 auf 0,12 pro 1000 erhöht. Wie Katherine Whitehorn in ihrer wöchentlichen *Observer*-Kolumne bemerkte, bedeutet das einen Anstieg des absoluten Risikos um weniger als vier Hundertstel von einem Prozent. Kaum ein ernstlicher Grund zur Besorgnis!

Das Leben selbst ist eine garantiert tödliche, sexuell übertragene Krankheit; es voll auszukosten, verlangt eine vernünftige Balance zwischen tragbaren und untragbaren Risiken. Da diese Balance eine Ermessenssache ist, bleibt wenig Raum für Dogmatismus. Die heute übliche Beschäftigung mit unserer Gesundheit ist reichlich ungesund, da uns die Medien andauernd auf Gefahren für unsere Gesundheit hinweisen. Viele dieser Gefahren sind extrem selten, und unser individuelles Risiko, Schaden zu erleiden, ist entsprechend gering; unter diesen Umständen sollten sie ignoriert werden.

Der Trugschluß von der ungeeigneten Extrapolation

Seit der Katastrophe von Tschernobyl hört man viel von Schätzungen der "zusätzlichen Krebstoten", die zu erwarten wären. Diese Schätzungen beruhen auf der Annahme, daß kein Strahlungsniveau ungefährlich sei und daß man von den Auswirkungen einer hohen Strahlungsexposition (wie in Hiroshima und Nagasaki) auf eine niedrige oder sogar sehr niedrige Exposition extrapolieren könne. Die Experten streiten sich über die Natur der Beziehung zwischen der

Niedrigstrahlung und ihren unerwünschten Wirkungen, besonders darüber, ob die Beziehung linear oder nicht-linear ist und ob eine Schwelle existiert, unterhalb derer es keine Wirkung gibt.

Richard J. Hickey, ein Statistiker aus Pennsylvania, argumentierte, daß Niedrigstrahlung eher nützlich sein könnte; einige Befunde aus den USA und China über Korrelationen zwischen der natürlichen Hintergrundsstrahlung und der Mortalität stehen mit diesem etwas befremdlichen Gedanken in Einklang.[28] Viele biologische Antwortkurven haben einen J-förmigen Verlauf, das heißt, ein bißchen von manchem mag ganz gut sein. Beispiele hierfür sind die Beziehung zwischen Alkoholkonsum und Sterblichkeit (insbesondere Sterblichkeit an koronarer Herzkrankheit), zwischen Körpergewicht und Sterblichkeit und möglicherweise zwischen Serum-Cholesterin und allen Todesursachen. Die meisten Dinge - Salz, Milch, Spurenelemente oder gar Wasser - sind gefährlich, wenn man sie im Übermaß zu sich nimmt, in zweckmäßigeren Mengen aber sind sie nützlich oder gar unentbehrlich für die Gesundheit.

Ebensowenig ist [...], von den gesundheitlichen Folgen des Kettenrauchens auf [...] Zigaretten pro Tag zu extrapolieren. Zu behaupten, [...] Zigarette ode[...] [...]ation.

Der Trugschluß der golde[...]

Dieser Trugschluß [...] ferenz" an, die zu keinem anderen Zweck einberufen wird, [...] me zu produzieren, die den Konsens der Expertenrunde repräsentiert. Unter diesen Umständen ist zumindest eines gewiß: Niemand kennt die Wahrheit; wäre es anders, so wäre die Konferenz unnötig. Die wissenschaftliche Wahrheit etabliert sich auf der Grundlage unwiderlegbarer Beweise, nicht auf der Grundlage eines Mehrheitsbeschlusses. Nichtsdestoweniger wähnt man die Vernunft in der Mitte, glücklich zwischen den Extremen gebettet. Wenn zum Beispiel einige

Experten behaupten, daß Kopfstand das Leben verlängert, während eine andere Gruppe ebenso angesehener Experten dies für Unsinn erklärt, so kann es durchaus sein, daß der Konferenzvorsitzende den Entwurf einer Stellungnahme vorlegt, der, weil er ja von beiden Seiten akzeptiert werden muß, wie folgt lautet: Es scheint, daß Kopfstand das Leben verlängert, aber nicht in dem Maße, wie ursprünglich angenommen wurde. Dies ist ein logisches Nonsequitur: Wenn die eine extreme Position behauptet 2+2=6 und eine andere 2+2=4, dann folgt daraus nicht, daß der gemäßigte Standpunkt, nämlich 2+2=5, vernünftig oder gar sicher ist.

Trugschlüsse in randomisierten kontrollierten Studien

Trotz all ihrer Schwierigkeiten ist die randomisierte, kontrollierte Studie der Goldstandard, an dem Behandlungsmethoden gemessen werden. Das Grundprinzip ist einfach: Versuchspersonen oder Patienten werden willkürlich, nach dem Zufallsprinzip (also durch Münzwurf oder dergleichen), in zwei Gruppen eingeteilt. Die eine Gruppe wird für die neue Therapie ausersehen, die andere erhält entweder die herkömmliche Therapie oder keine Behandlung.

Archie Cochrane, dessen Buch *Effectiveness and Efficiency* viele Leser von den Vorzügen und der Notwendigkeit der rationalen Beurteilung klinischer Praktiken überzeugt hat, stand Pate bei der ersten, mutigen, randomisierten Studie in der die Behandlung des Herzinfarktes in der Klinik oder zu Hause verglichen wurde — er soll erzählt haben — wenn man der Geschichte Glauben schenken darf, wie einige Monate nach Beginn der Studie die Verantwortlichen wegen einer beunruhigenden Entwicklung zusammengerufen wurden: Unter den zu Hause behandelten Patienten hatte es acht Tote gegeben gegenüber nur vier Toten in der Hospital-Gruppe. Diejenigen, die die Heimbehandlung nicht für ungefährlich gehalten hatten, sahen ihre Befürchtungen bestätigt: es sei zweifellos unethisch, die Studie fortzusetzen. Plötzlich geriet jedoch der Koordinator der Studie in Verlegenheit und gab eine Verwechslung zu: "H" stünde im Studienprotokoll nicht für "Heim", sondern für "Hospital". Es hatte also acht Tote in der Hospital-Gruppe und nur vier zu Hause gegeben. Nach einigen Minuten peinlichen Schweigens einigte man sich darauf, daß solch geringe Fallzahlen auf keinen Fall ausreichen, um die üblichen statistischen Signifikanzgrenzen zu erreichen, so daß die Studie weiterlaufen sollte. Dies ist ein Beispiel für den unethischen Gebrauch eines ethischen Arguments. Es ist bemerkenswert, daß weder diese Studie noch ähnliche Nachfolgestudien irgendeinen Vorteil der Krankenhausbehandlung nachweisen konnten - doch hatten diese Ergebnisse keinen Einfluß auf die zunehmende Verbreitung von Herzüberwachungsstationen (coronary care units).[30][31]

Ethische Einwände können eine wissenschaftliche Untersuchung behindern, und das ist gut so. Dennoch könnten manche Einwände eher als pseudo-ethisch bezeichnet werden. Chalmers berichtet von einer Hebamme, die den Effekt routinemäßiger Einläufe bei Frauen mit beginnender Wehentätigkeit untersuchen wollte.[32] Sie plante eine randomisierte Studie, mußte sich dabei aber gegen die Kolleginnen zur Wehr setzen, die es für unethisch hielten, gebärenden Frauen Einläufe vorzuenthalten. "Dieser bewundernswerten Hebamme und Wissenschaftlerin gelang es schließlich, ihre Kolleginnen doch noch zur Teilnahme an der Studie zu bewegen, aber sie mußte sie früher als geplant beenden". Mit vorläufigen Ergebnissen konfrontiert, die darauf hindeuteten, daß Einläufe "nach Ermessen der Hebamme" regelmäßigen Einläufen vorzuziehen seien, machten ihre Kolleginnen "eine Kehrtwendung um 180 Grad und gaben an, daß es offenkundig unethisch sei, Frauen routinemäßig mit Einläufen zu behandeln".

Im wirklichen Leben ist es immer schwierig und bisweilen sogar unmöglich, eine randomisierte, kontrollierte Studie ordentlich durchzuführen. Nicht alle prospektiven, doppelblinden, randomisierten Studien halten, was sie versprechen. Sir Austin Bradford Hill erinnerte sich an ein Gespräch, das eine solche Untersuchung beendete. "Herr Doktor, warum haben Sie denn meine Pillen gewechselt?" fragte ein randomisierter Patient. "Wie kommen Sie darauf, daß ich das getan habe?" war die vorsichtige Entgegnung. "Na ja, letzte Woche, als ich sie ins Klo schmiß, schwammen sie obenauf, diese Woche gehen sie unter!".[33]

Der Beethoven-Trugschluß

Diesen Trugschluß illustriert ein imaginäres Gespräch zwischen zwei Arzt-Kollegen. "Ich hätte gern Ihre Meinung über eine Schwangerschaftsunterbrechung gehört. Der Vater hat Syphilis und die Mutter hat aktive Tuberkulose. Von den vier Kindern ist das erste blind, das zweite tot, das dritte taubstumm, und das vierte hat Tuberkulose. Was würden Sie empfehlen?" "Ich würde nicht zögern, eine Unterbrechung zu empfehlen". "Dann hätten Sie Beethoven ermordet".

Medawar hat diesen Trugschluß analysiert und betont, daß die Welt wohl eher durch Enthaltsamkeit eines Beethovens beraubt wird als durch Abtreibung, es sei denn, es gäbe eine Kausalbeziehung zwischen syphilitischen Vätern, tuberkulösen Müttern und der Geburt von Nachkommen, die sich später als Genies erweisen.[34]

Leider entscheidet die Überzeugungskraft von Argumenten dieser Art darüber, ob ein Abtreibungsreferendum angenommen oder abgelehnt wird. Man kann sich gut vorstellen, daß rechtsgerichtete Abtreibungsgegner, die ohne Zögern die Beethovengeschichte zur Untermauerung ihres Standpunkts benutzen würden, unter anderen Umständen die Sterilisation von "Entarteten" befürworten würden. Sie würden Beethoven nicht töten, weil sie seine Empfängnis gar nicht erst gestatten würden.

Der Beethoven-Trugschluß hat noch eine interessante Konsequenz, die H.L. Mencken entdeckte: "Weil hundert Polizisten oder Müllwerker oder Schnaps-Schmuggler augenscheinlich besser sind als einer, schließen sie absurderweise, daß hundert Beethovens auch besser wären als einer. Aber das ist nicht wahr. Der eigentliche Wert eines Genies liegt oft in seiner Einzigartigkeit. Wenn es hundert Beethovens gegeben hätte, wäre ihre ganze Musik heute wahrscheinlich sehr wenig bekannt, und somit wäre ihre zivilisierende Wirkung merklich kleiner als sie ist."[35]

Der Trugschluß vom neuen Syndrom

Dies ist der erste einer kleinen Auswahl statistischer Trugschlüsse, die weit verbreitet, aufschlußreich oder einfach lächerlich sind. Keiner ist besonders anspruchsvoll.

Die medizinische Literatur ist reich an Berichten über eine kleine Anzahl von Patienten (meist ist es nur einer), die an zwei seltenen Erkrankungen leiden, die bisher noch nicht miteinander in Beziehung gebracht worden waren. Diese Fälle werden nunmehr zum Nachweis eines neuen "Syndroms" herangezogen, in der stillschweigenden Hoffnung, daß es unter dem Namen des Beschreibers bekannt werden wird. Der Trugschluß beruht auf der Annahme, daß, wenn beide Krankheiten selten sind - sagen wir jede mit einer Prävalenz von 1 zu 1000 -, dann die Wahrscheinlichkeit, daß sie zusammen auftreten, 1 zu 1.000.000 beträgt. Also kann das Zusammentreffen nicht rein zufällig sein! Die einzelnen Wahrscheinlichkeiten dürfen aber nur dann miteinander multipliziert werden, wenn die zwei Erkrankungen vor der Beobachtung benannt wurden. Es ist keineswegs unwahrscheinlich, daß, würden wir irgendeine Zahl aus einer Kiste ziehen, in der sich Zettel mit allen Zahlen von 1 bis 1.000.000 befinden, wir eine Zahl ziehen würden, die uns zusagt, zum Beispiel unser Geburtsdatum oder 1.000 oder 10.000. Dies würde uns mehr beeindrucken, als wenn wir die Zahlen 8543 oder 18311 zögen. Einer der Gründe, weshalb einige Menschen das Ende der Welt im Jahre 2000 erwarten, ist ihre Überzeugung, daß Gott in runden Zahlen denkt - wie die Weltgesundheitsorganisation.

Ein Ereignis sollte nicht allein deswegen für besonders bedeutsam gehalten werden, weil es unwahrscheinlich ist. William Silverman erinnerte daran, daß die Wahrscheinlichkeit, beim Bridge dreizehn Pik-Karten zugeteilt zu bekommen (oder jedes andere im voraus genannte Blatt), 1 zu 635.013.559.600 beträgt. Die Tatsache, daß dem Bridge-Spieler dreizehn Pik-Karten mehr bedeuten als ein gewöhnliches Blatt, verstellt den Blick für die Realität, daß die Wahrscheinlichkeit, irgendein anderes, nicht im voraus genanntes Blatt zu erhalten, genau die gleiche ist. Bertrand Russell hat diesen Punkt veranschaulicht mit dem Hinweis auf die Nummernschilder vorbeifahrender Autos: Die a-priori-Wahrscheinlichkeit, irgendeine bestimmte Autonummer, die man benennt, zu sehen, ist vergleichbar mit der Wahrscheinlichkeit manchen Wunders.

Der gesunde Menschenverstand ist ein lobenswertes Attribut, doch kann er kritisches und logisches Denken nicht ersetzen. Wie leicht uns der gesunde Menschenverstand in die Irre führen kann, zeigt das Beispiel des Geburtstags-Trugschlusses. Man stelle sich eine Party mit 23 zufällig ausgesuchten Gästen vor. Wie hoch ist die Wahrscheinlichkeit, daß mindestens zwei von ihnen den gleichen Geburtstag haben? Sie ist erstaunlicherweise 50:50! Erhöht sich die Zahl der Anwesenden auf 47, so beträgt die Wahrscheinlichkeit, daß zwei von ihnen den gleichen Geburtstag haben, 0,95. Oder anders ausgedrückt: Als Partytrick angewendet, würde das in 19 von 20 Fällen klappen. Bei 57 Partygästen steigt die Wahrscheinlichkeit auf 0,99 und bei 70 Gästen auf 0,999.

Der Trugschluß von der irrelevanten Signifikanz

Beim Lesen medizinischer Literatur sind Kliniker versucht, statistische Signifikanz mit klinischer Bedeutsamkeit gleichzusetzen. Dabei vergessen sie, daß statistische Signifikanz eine Aussage über eine *Wahrscheinlichkeit* ist (die Wahrscheinlichkeit, die Nullhypothese abzulehnen, obwohl sie zutrifft) und nichts mit der *Größe* eines gemessenen Unterschiedes zu tun hat. Wenn eine große Anzahl Patienten nötig ist, um den Nutzen einer Behandlung zu zeigen, kann man sicher sein, daß der Behandlungseffekt geringfügig ist und wahrscheinlich keine praktische Bedeutung hat.

An umfangreichen Studien sind oft eine Reihe verschiedener Behandlungszentren beteiligt, oder - schlimmer noch - die Ergebnisse werden zusammengelegt. Solche Studien sind zur Untersuchung neuer Behandlungsformen bei Herzinfarkt und Krebs besonders häufig gewesen. Man rechtfertigt sie mit dem Argument, daß diese Erkrankungen so weitverbreitet und schwerwiegend sind, daß selbst eine kleine Verbesserung das Los zahlreicher Patienten erleichtern würde. Das ist aber im wesentlichen ein Scheinargument, weil die Chance eines individuellen Nutzens gering ist und die meisten dieser Therapien mit Neben-wirkungen, invasiven Eingriffen oder anderen Widrigkeiten befrachtet sind.

Ein anderes Studiendesign, bei dem oft große Patientenzahlen vorkommen, ist die Fall-Kontroll-Studie (case-control study). Wenn die Gruppen groß sind, kann es zwar oft statistisch signifikante Unterschiede im *relativen* Risiko geben, die aber im Hinblick auf eine Änderung des *absoluten* Risikos bedeutungslos sind. Kleinen Unterschieden in großen Studien sollte man mißtrauisch gegenüberste-hen, weil solche Studien von einer ganzen Reihe unkontrollierter Einflüsse (Bias) beeinträchtigt sein können. Auf der anderen Seite bleiben große Unter-schiede in kleinen Studien leicht unbeachtet, wenn sie nicht statistisch signifikant sind; der Fachausdruck dafür heißt Typ-2-Fehler.

Der Trugschluß der post-hoc-Statistik

In der medizinischen Literatur findet man recht häufig p-Werte, die Unterschie-den angehängt werden, die bei der Analyse der Daten aufgefallen waren, aber nichts mit der ursprünglichen Studien-Hypothese zu tun haben. Ein p-Wert ist ein Maß für die Wahrscheinlichkeit, daß die beobachteten Unterschiede rein zufällig hätten auftreten können. Wenn die p-Werte klein sind, weniger als eins zu zwanzig oder eins zu hundert, wird oft unterstellt, daß die Unterschiede echt sein müssen. So geraten Unterschiede, die zufällig entdeckt wurden, zu Beweisen für eine ad-hoc-Hypothese, die erst aus der Beobachtung resultierte. Dies ist deshalb irreführend, weil dadurch Wahrscheinlichkeiten, die vor und nach der Untersuchung bestehen, verwechselt werden.

Bailar hat darauf hingewiesen, daß dieser weitverbreitete Trugschluß zwar nicht gerade als Lüge bezeichnet werden kann, aber diese Art, Ergebnisse mitzuteilen, ist potentiell und gelegentlich vorsätzlich irreführend. "Es ist wohl bekannt, daß t-Tests, Chi-Quadrat-Tests und andere statistische Tests nur dann eine Grund-lage für Aussagen über Irrtumswahrscheinlichkeiten bilden, wenn die zu prüfende Hypothese *vor* jedweder Datenanalyse eindeutig formuliert worden ist. Ein noch so flüchtiger Blick auf die Ergebnisse einer Studie - sollte er den

Forscher dazu veranlassen, eine Hypothese in Betracht zu ziehen, die nicht vor Studienbeginn aufgestellt wurde - annulliert den Wahrscheinlichkeitswert des vorliegenden Beweismaterials. ... Wenn entweder der (statistische) Test selbst oder die Art, in der er mitgeteilt wird, durch die Daten motiviert wird, ist die Angabe einer Irrtumswahrscheinlichkeit wie zum Beispiel 'p kleiner 0,05' irreführend."[36]

Der Trugschluß von den "positiven" Ergebnissen

Dieses Problem wird auch als Typ-1-Fehler bezeichnet, das heißt: Man findet einen signifikanten Unterschied zwischen den Gruppen, der von der Variation endlicher Stichproben herrührt, während es in Wirklichkeit keinen Unterschied zwischen den untersuchten Populationen gibt. Solche Ergebnisse werden eher veröffentlicht als negative Befunde. Wenn zum Beispiel zehn Forschungsteams in zehn verschiedenen Zentren eine neue und aufregende Methode zur Behandlung der Schizophrenie untersuchen, könnten die Ergebnisse wie folgt ausfallen: sechs Gruppen können keinen Effekt nachweisen, zwei finden zumindest Hinweise auf einen gesundheitsschädlichen Effekt, und zwei zeigen einen gewissen Nutzen. Hätte man die Möglichkeit, all diese Studien zu lesen, so könnte man sicher daraus schließen, daß die Behandlung wertlos ist. Leider sind es in der Regel die Studien, die einen "positiven" Effekt zeigen, die am ehesten veröffentlicht werden.

Die acht Gruppen, die das, was sie erwartet hatten, nicht fanden, könnten auf die Idee kommen, daß sie aufgrund eines Typ-2-Fehlers - die unzutreffende Annahme, daß es keinen Unterschied gibt - den erwarteten Effekt nicht nachweisen konnten. Auf der anderen Seite werden diejenigen, deren Ergebnisse "in die richtige Richtung" zeigen, sehr wahrscheinlich ihre Arbeit einer Fachzeitschrift vorlegen, und wenn der Herausgeber die der Behandlung zugrundeliegende Hypothese befürwortet, wird er die Arbeit fast sicher publizieren. Typ-1-Fehler sind schlimmer als Typ-2-Fehler, weil das Publizieren einer Widerlegung - ein "negatives" Ergebnis - schwieriger ist als die Korrektur eines Fehlers, der durch die Untersuchung einer zu kleinen Stichprobe entsteht.[37]

Fehler dritten Grades

Diesen Begriff hat Robert Schlaifer geprägt, um den Mißbrauch statistischer Verfahren zu beschreiben. Heutzutage werden Behandlungsformen und viele andere Dinge mit der Meßlatte der statistischen Signifikanz beurteilt, obwohl nur relativ wenige Ärzte sich in der Statistik wirklich auskennen. Das hat zur Folge, daß die Anwendung einer ungeeigneten statistischen Methode einen Unterschied ausweist, wo es keinen gibt. Auch in den besten Fachzeitschriften ist das nichts Ungewöhnliches, und selbst Statistiker begehen bisweilen eine solche Sünde.[38] Wie Alvan Feinstein, einer der größten amerikanischen Epidemiologen, sagte: "Einige der schwerwiegendsten intellektuellen Gebrechen der zeitgenössischen medizinischen Literatur entspringen der unangebrachten Ausdehnung der statistischen Signifikanz."[39] Oder mit den unrichtigen Worten Disraelis: "Es gibt drei Sorten von Lügen: Lügen, verdammte Lügen und die Statistik."

Der Trugschluß der Vernebelung

Die Sprache kann erhellen oder vernebeln. Sie kann Unwissenheit verbergen oder Tatsachen enthüllen. Sie kann das Wissen nur Eingeweihten offenbaren und so ein Instrument der Macht sein, oder sie kann das Wissen für jedermann verfügbar machen und damit die Macht unterminieren. Wenn wir einen medizinischen Aufsatz abfassen, sollten wir Klarheit anstreben. Das ist keine Frage des Stils - Stil ist ein ästhetischer Begriff -, obwohl eine klare Sprache meistens auch ästhetisch befriedigt. Naive Gemüter können gewundene Wortfülle mit Gelehrsamkeit verwechseln. Nehmen wir zum Beispiel den folgenden Satz aus dem *New England Journal of Medicine*: "Die sinkende Laktationsleistung, die sich in peri-urbanen Gegenden der Entwicklungsländer ereignet, hat eine kommunale anti-kontrazeptive Wirkung, die die Geburtenrate und damit den Bevölkerungsdruck erhöht". Übersetzt bedeutet der Satz: Die Geburtenrate in den Slums steigt, weil weniger gestillt wird. Hinter einem Wortschwall läßt sich auch die Manipulation von Daten verbergen. Zum Beispiel: "Exploratorische Schätzungen ergaben extreme Werte bei einigen der Parameter. Nähere Betrachtung der Originaldaten legte es jedoch nahe, daß einige der Daten aller Wahrscheinlichkeit nach einer divergenten Stichprobe entstammten. Nachdem dieses heterogene Datenmaterial ausgesondert wurde, konnten logisch konsistente und statistisch signifikante Werte und Korrelationen ermittelt werden." Übersetzt bedeutet das: Wir haben alles rausgeschmissen, was nicht paßte.

Kurze Wörter können auch mißbraucht werden. Im Jahre 1812 schrieb der Herausgeber des *Medical and Physical Journal*: "Entmarkung ist ein Barbarismus, der philosophischen Debatten von irgendeinem unbekannten oder obskuren Tierexperimentator aufgeschwatzt wurde. Dieser Begriff ist nur noch durch eine Umschreibung verständlich, und künftige Generationen werden ihn kaum als ein Synonym für Tötung erkennen."[40] Heutzutage werden Versuchstiere weder entmarkt noch getötet, sie werden "geopfert". Welchem Gott, das sagen die Autoren nie. Selbst arme Zellen können auf dem Altar der Wissenschaft geopfert werden: "Die Zellen wurden dann für die elektronenmikroskopische Untersuchung geopfert".[41]

Auch Tautologie kann manchmal als Wissen durchgehen. Asher erinnerte sich an eine mündliche Prüfung, in der sich folgender Dialog abspielte: "Welches Vitamin verhindert Skorbut?" "Vitamin C". "Und was ist das Vitamin?" "Askorbinsäure". Der Prüfer war zufrieden, aber Asher bemerkte, daß die Antwort auf die Feststellung hinauslief, daß die Substanz, die Skorbut verhindert, eine skorbutverhindernde Substanz sei, die als Anti-Skorbut-, also A-Skorbinsäure bekannt sei.[42]

Nach Houston und Swischuk sollte man auf die Begriffe genu valgum, genu varum, talipes equinovarus, hallux valgus und cubitus valgus verzichten, da varus und valgus nicht eindeutig und austauschbar seien. Die Bezeichnungen "O-Beine", "X-Beine", "Klumpfuß", "Hühnerauge" und "Deformierung des Arms im Ellenbogengelenk" sind nicht allein deshalb zu bevorzugen, weil sie klarer sind, sondern auch weil der Patient sie besser verstehen kann.[43]

Euphemismen verschleiern unannehmbare Realitäten. In einem kürzlich im *New England Journal of Medicine* erschienenen Beitrag wurde ein junger Chirurg, der an AIDS gestorben war, als "Mitglied einer Gruppe mit erhöhtem AIDS-Risiko" beschrieben. Aus dem Zusammenhang ergibt sich, daß er weder Haitianer noch Bluter war. Und das in einem Land, in dem die Amerikanische Psychiatrische Gesellschaft darüber abgestimmt hat, daß die Homosexualität "keine Krankheit" ist.

Der Begriff "Lernkurve" beschönigt das Phänomen, daß der Schaden, der Patienten durch die Chirurgie und invasive Eingriffe zugefügt wird, mit zunehmender Praxis und Erfahrung geringer wird. Er verschleiert die Tatsache, daß manche Patienten nicht ihrer Krankheit, sondern dem Herumgefummel frisch approbierter Ärzte oder eines Teams, das eine neue Methode einübt, erliegen. *A barba de necio aprenden todos a rapar* (alle lernen das Rasieren am Kinn eines Dummkopfs).

"Unvergütete Behandlung" steht für das Unterlassen der Behandlung jener Bürger der Vereinigten Staaten, die nicht krankenversichert sind oder denen es an umfassendem Schutz mangelt. "Unterentwickelte Länder" und "soziale Klasse V" bedeuten arme Länder und arme Leute.

In Gesprächen, die in Anwesenheit des Patienten geführt werden, ersetzt "supratentorial" das Wort "eingebildet". "Funktionelle" Krankheiten sind jene, für die sich keine "reale" Erklärung finden läßt. Früher bezeichnete man solche Patienten als Neurotiker oder Neurastheniker, und wenn sie Frauen waren, als hysterisch. Einem scharfsinnigen Beobachter zufolge ist "jeder, der Frauen und Tabak liebt, der nachsichtig oder reizbar ist, neurasthenisch."[44]

Der Trugschluß der verdeckten Voreingenommenheit (Bias)

Bei den meisten wissenschaftlichen Aufsätzen kann der aufmerksame Leser relativ mühelos die Richtung erkennen, in die die Resultate nach Meinung der Autoren gehen sollten; er steht daher der Möglichkeit, daß die Ergebnisse in diese Richtung gedrängt worden sind, wachsam gegenüber. Weitere Verdachtsmomente ergeben sich aus den herangezogenen Quellen (der selektive Gebrauch von Erkenntnissen) sowie aus den Daten und Quellen, die nicht herangezogen werden (der selektive Gebrauch von Ergebnissen); aus der Wortwahl; aus der Art und Weise, in der sich widersprechende Befunde - seien sie vom Autor selbst oder von anderen erhoben - erörtert oder abgetan werden; und schließlich aus den Sponsoren und Geldgebern, die die Studie gefördert haben.

Martin verglich die Wortwahl in zwei Artikeln über den Effekt von Überschallflügen auf die Ozonschicht in der Stratosphäre:[45]

Johnson (*Science*)	**Goldsmith et al.** (*Nature*)
Ozonschutzschild	Ozonschicht
Stickoxid-Belastung	Stickoxid-Menge
Bedrohung der stratosphärischen Ozonschicht	mit der Ozonschicht wechselwirken und sie so verdünnen
harte Strahlung, die die untere Atmosphäre zu durchdringen vermag	Strahlung, die die Oberfläche des Planeten erreicht

Aus diesen wenigen Vergleichen geht deutlich hervor, daß Johnson das zur Diskussion gestellte Problem für potentiell gefährlich hält, während Goldsmith neutral ist.

Martin führt die folgende Liste von Strategien auf, die Wissenschaftler anwenden, wenn sie mit Befunden konfrontiert werden, die nicht in ihre vorgefertigten Theoriegebäude passen:

    1. der Befund wird glatt abgeleugnet

    2. die Herkunft des Befundes wird angezweifelt

    3. dem Urheber des Befundes werden Hintergedanken unterstellt

    4. der Befund wird aus seinem Zusammenhang gerissen

    5. die Bedeutung des Befundes wird heruntergespielt

    6. der Befund wird nach den eigenen Vorstellungen umgedeutet

    7. der Befund wird mißverstanden

    8. der Befund wird weggedacht oder schlicht vergessen

Bertrand Russell betonte: "Selbst ein gelehrter wissenschaftlicher Aufsatz über die Wirkung des Alkohols auf das Nervensystem wird im allgemeinen durch innere Beweise verraten, ob der Autor ein Abstinenzler ist oder nicht; in jedem Fall neigt er dazu, die Tatsachen so zu sehen, daß sie sein eigenes Handeln rechtfertigen."[46] Dessen sind auch wir unvermeidlich schuldig. Wer zwischen den Zeilen lesen kann, lernt uns womöglich besser kennen, als wir uns selber kennen.

Der Trugschluß des "Gold-Effekts"

Man nehme sich vor dem "Gold-Effekt" in acht, der 1979 von Professor T. Gold beschrieben wurde.[47] Wenn es um eine neue Idee geht, sind anfangs einige wenige von der Richtigkeit dieser Idee (beinahe) überzeugt. Auf einer Tagung, an der dann überwiegend die Befürworter dieser Idee teilnehmen werden, wird dann das Für und Wider der Idee diskutiert. Ein repräsentatives Komitee wird ernannt werden, um einen Sammelband herauszugeben, der die Idee verbreiten und Interesse an ihr wecken soll. Die Gesamtheit aller Aufsätze, die auf die Idee zurückgehen, wird den Eindruck erwecken, es gäbe einen zunehmenden Konsens. Eine Fachzeitschrift wird gegründet werden. Nur orthodoxe oder nahezu orthodoxe Aufsätze werden von den Gutachtern und dem Herausgeber akzeptiert werden.

Dieser Effekt würde auch dann eintreten, wenn es in den darauffolgenden Schritten keine absichtliche Selektion der Gläubigen gäbe. In Wirklichkeit wird der ganze Vorgang durch die menschliche Schwäche der Wissenschaftler verstärkt. Ist diese Idee erst einmal in die "anerkannten Journale" vorgedrungen, wird sie schwer ausrottbar, da die meisten Leser blauäugig sind und es für unnatürlich halten, an "Autoritäten" zu zweifeln. "Mit gläubigem Blick nehmen sie es, soweit sie es verstanden haben, in sich auf und reichen es an andere als Evangelium weiter". Auch der Herdentrieb wird Menschen zusammenbringen, die gleichen Glaubens sind und das Bedürfnis haben, dazuzugehören. Wenn Aufsätze über die Idee anfänglich mit den Worten eingeleitet werden "Es mehren sich die Beweise dafür, daß ...", so wird es schon bald heißen "Die allgemein anerkannte ...", und dann "Es gilt als sicher, daß ..."; schließlich genügt "Es ist selbstverständlich, daß ...".

Eine Diskussion mit seinen Kritikern lehnt der Club der Gläubigen ab und brandmarkt diese allgemein als überkritische Paranoiker, Haarspalter und Irrationalisten. Der Gold-Effekt wird weiter verstärkt durch eine Flut von Publikationen, die die Idee "bestätigen", da junge Wissenschaftler - begierig nach Publikationen für ihre nächste Bewerbung - sich dazu ermuntert fühlen, Arbeiten einzureichen, die dem Dogma Lippendienste erweisen; diese Arbeiten haben viel bessere Aussichten, vom Club-Journal akzeptiert zu werden, als Aufsätze, die Unzulänglichkeiten der offiziellen Theorie aufdecken oder sie sogar rundheraus angreifen. Der Gold-Effekt hat sich besonders dort bemerkbar gemacht, wo es um einen Konsens ging, wie zum Beispiel den um die Rolle der Ernährung bei der koronaren Herzerkrankung. In solchen Fällen wird wenig Wert auf das Fehlen guter experimenteller Beweise oder das Vorliegen widersprechender Daten gelegt.

Der Trugschluß der Geheimniskrämerei

In einem bewegenden Artikel bekannte sich ein Landarzt aus dem Staat Washington namens Hilfiker öffentlich zu einigen seiner beruflichen Fehler, darunter das Übersehen einer drohenden Fehlgeburt, was zur Erweiterung und Ausschabung der Gebärmutter geführt hatte: Es fand sich ein 13 Wochen alter Fötus.[48] Rückblickend war die Ursache der Fehldiagnose leicht zu erkennen: Die Patientin hatte wiederholt negative Schwangerschaftstests gehabt, und das Vertrauen in falsch-negative Testergebnisse hatte zu der Tragödie geführt. "Palpatorisch erschien mir der Uterus größer als zwei Tage zuvor, aber da alle Schwangerschaftstests negativ verlaufen waren, konnte der Uterus doch nicht gewachsen sein."

Einige Leserbriefschreiber reagierten "entsetzt" und "schockiert" auf Hilfikers Artikel. Ihre Reaktion ist typisch für autoritäre Heuchelei. Praktizierende Ärzte müssen täglich eine Vielzahl von Entscheidungen auf der Grundlage unvollständiger Information und Unwissenheit treffen; Fehler, auch solche mit ernsten Konsequenzen, sind unvermeidbar. Da die Folgen medizinischer Irrtümer dramatisch sein können, gibt es eine starke Tendenz, sie zu leugnen: ein guter Arzt macht keinen Fehler.

McIntyre und Popper zeigten, daß diese Haltung mit der nicht-wissenschaftlichen Natur der Medizin zusammenhängt.[49] In der Wissenschaft sind Fehler unvermeidbar, da die Wissenschaft auf Vermutungen und Hypothesen, auf Versuch und Irrtum beruht. Die Medizin hingegen basiert auf einer autoritären Tradition: die Wahrheit ist bei den Autoritäten. "Man erwartet von einer Autorität nicht, daß sie sich irrt, und irrt sie doch, dann werden die Irrtümer nach Möglichkeit vertuscht, um die Idee der Autorität zu stützen. Somit führt die alte Ethik zu intellektueller Unredlichkeit. Das verleitet dazu, unseren Fehler zu verheimlichen, wobei die Folgen dieser Tendenz noch schwerer wiegen mögen als die des Fehlers, der verheimlicht werden soll. Die alte Ethik beeinflußt unser Ausbildungssystem, das die Anhäufung von Wissen fördert, das im Examen brav hergeleiert werden kann. Studenten werden für ihre Fehler bestraft. Daher verbergen sie ihre Unkenntnis, anstatt sie aufzudecken". Darüber hinaus, so Hilfiker, "macht es das Klima während der klinischen Ausbildung und der Zeit als Assistenzarzt nahezu unmöglich, sich mit den emotionalen Konsequenzen von Fehlern auseinanderzusetzen. ... Da es nie erlaubt war, diese Fragen öffentlich zu diskutieren, verfalle ich in ein neurotisches Verhalten, um mit meiner Angst und Schuld fertig zu werden. Kein Wunder, daß man Ärzten vorwirft, sie hätten einen Gotteskomplex; kein Wunder, daß wir so defensiv sind, was unsere Urteile anbelangt; kein Wunder, daß wir dem Patienten oder seinem bisherigen Arzt die Schuld geben, wenn irgend etwas schiefgeht, daß wir die Schwestern anschreien, wenn sie Fehler machen, und daß wir einen so hohen Prozentsatz an Alkoholmißbrauch, Drogenabhängigkeit und Selbstmord in unseren Reihen aufweisen."[48]

Der Trugschluß von der Erfahrung

Featherstone, Beitman und Irby zeigten an einer Reihe von Beispielen, wie das Lernen aus einer einzigen Erfahrung heraus die Perspektive verzerren kann.[50] Ein Arzt versuchte sich in der Anwendung eines invasiven diagnostischen Verfahrens; der Patient entwickelte eine seltene Komplikation und verstarb. Danach sträubte sich der Arzt dagegen, dieses Verfahren wieder anzuwenden, obwohl es erwiesenermaßen ein geringes Risiko hatte und vermutlich von diagnostischem Wert war.

Ein geriatrischer Patient, dessen Krebsvorsorgeuntersuchung positiv ausgefallen war, verweigerte weitere diagnostische Maßnahmen. Man fand später, daß er einen Krebs im fortgeschrittenen Stadium hatte. Der Arzt wurde von seinen Kollegen kritisiert – nun drängt er alle Patienten zu einer umfassenden Überprüfung aller anomalen Testergebnisse.

Ein Assistenzarzt erwarb sich einen guten Ruf, indem er eine seltene Krankheit diagnostizierte. Der anfängliche Spott der behandelnden Ärzte verwandelte sich in überschwengliches Lob, nachdem eine Operation die Diagnose bestätigt hatte. Seither ist er dabei geblieben, dieselbe Diagnose bei vergleichbaren Patienten zu stellen – jedesmal eine falsche Diagnose, die unnötige Eingriffe zur Folge hat.

Ein Arzt, der nach einem Behandlungszyklus mit einer toxischen Chemotherapie eine gute Remission eines fortgeschrittenen Karzinoms beobachtet hatte, wendet nunmehr bei allen Krebspatienten dieselbe Behandlung an ohne Rücksicht auf die Folgen. Andererseits wiegt eine extrem unangenehme Nebenwirkung, die man am eigenen Leib erfahren hat, sehr viel stärker als jede Aussage über statistische Wahrscheinlichkeiten, die *für* ein Medikament sprechen.

Das sind Beispiele für abduktive Schlußfolgerungen, um einen Begriff des Philosophen C.S. Peirce zu verwenden. Die Abduktion ist eine elementare Form der Induktion, im Sinne der Verallgemeinerung von einer sehr kleinen Anzahl Fälle, oft nur von einem Fall. Obwohl es sich um eine logische Überlegung handelt, ist sie doch fast immer falsch. Es gibt aber auch Ausnahmen, wie der Linguist Peter Maher gesagt hat: "Es ist gesundheitsfördernd, wenn man von der einmaligen Erfahrung, daß ein angreifender Elefant gefährlich ist, verallgemeinernd auf die Regel schließt, daß alle angreifenden Elefanten gefährlich sind. Später, wenn die Gefahr vorüber ist, kann man sich immer noch in Ruhe überlegen, ob man die Stichprobe vergrößern möchte."[51]

Kliniker sind bekannt für ihre Anekdoten und Horrorgeschichten, die eine Vorlesung oder ein Seminar beleben können. "Als ich das letzte Mal einen solchen Fall hatte" oder "nach meiner Erfahrung ..." sollte immer durch eine objektive Abschätzung der a-priori-Wahrscheinlichkeit und der tatsächlichen Häufigkeit solcher Vorkommnisse ergänzt werden, auf der Grundlage von zuverlässigem, unabhängigem Datenmaterial. Die persönliche Erfahrung darf niemals das kritische Urteilsvermögen, gute Daten und fundierte Experimente ersetzen.

Literatur

1. Broad, W., Wade, N.: The Betrayers of Truth. Century Publishing, London (1982).

2. Krohn, A.: False Prophets. Blackwell, London (1986).

3. Rotkin, I. D.: Sexual characteristics of a cervical cancer population. Am. J. Public Health 57, 815-829 (1967).

4. Gibbons, R. D., Davis, J. M.: The price of beer and the salaries of priests: analysis and display of longitudinal psychiatric data. Arch. Gen. Psychiat. 41, 1183-1194 (1984).

5. Weller, M. P. I., Weller, B.: Crime and psychopathology. Br. Med. J. 292, 55-56 (1986).

6. Robinson, A. A.: The prediction of lung cancer in Australia 1939-1981. Med. Hypotheses 21, 409-419 (1986).

7. The anomaly that wouldn't go away. Editorial. Lancet II, 978 (1978).

8. Wessex Positive Health Team: Promoting the use of seat belts. Br. Med. J. 281, 1477-1478 (1980).

9. Sterling, T. D.: Filtering information about occupation, smoking and disease. J. Chron. Dis. 37, 227-230 (1984).

10. Waldron, H. A.: Hippocrates and lead. Lancet II, 626 (1973).

11. Hamblin, T. J.: Fake! Br. Med. J. 283, 1671 (1981).

12. Aubrey, J.: Brief Lives. D. L. Dick. (ed.). Secker and Warburg, London, 128 (1958).

13. Fifield, D.: Nature, 1869-1969. New Scientist 44 (No. 673), 230-232 (1969).

14. Yalow, R. S.: Radioimmunoassay: A probe for the fine structure of biological systems. Science 200, 1236-1245 (1978).

15. Thorup, O. A.: Jefferson's admonition. Mayo Clin. Proc. 47, 199-201 (1972).

16. Whitla, W.: Sir Isaac Newtons's Daniel and the Apocalypse. With an introductory study of the nature and cause of unbelief, or miracles and prophecy. J. Murray, London (1922).

17. Another Berlin'Cure' for Consumption. Editorial. Medical Press Dec 5, 604 (1900).

18. Moertel, C. G., Fleming, T. R., Creagan, E. T., et al.: High dose vitamin C versus placebo in the treatment of patients with advanced cancer who had no prior chemotherapy. A randomized controlled trial. New Engl. J. Med. 312, 134-141 (1985).

19. Derby, B. M., Ward, J. W.: The myth of red urine due to phenytoin. JAMA 249, 1723-1724 (1983).

20. Cohen, L., Rothschild, H.: The bandwagons of medicine. Persp. Biol. Med. 22, 531-538 (1979).

21. Sackett, D. L., Haynes, R. B., Tugwell, P.: Clinical Epidemiology. A Basic Science for Clinical Medicine. Little Brown & Co., Boston/Toronto, 226 (1985).

22. Skrabanek, P.: Haemodialysis in schizophrenia: déjà vu or ideé fixe. Lancet I, 1404-1405 (1982).

23. Wiener, A. S.: Blood groups and disease. A critical review. Lancet I, 813-816 (1962).

24. An ulcer in the family. Editorial. Br. Med. J. 3, 444 (1976).

25. O'Connell, D. L., Hulka, B. S., Chambless, L. E., Wilkinson, W. E., Deubner, D. C.: Cigarette smoking, alcohol consumption, and breast cancer risk. J. Natl. Cancer. Inst. 78, 229-234 (1987).

26. WHO collaborative study of neoplasia and steroid contraceptives. Invasive cervical cancer and combined oral contraceptives. Br. Med. J. 290, 961 (1985).

27. Fortney, J. A., Potts, M., Bonhomme, M.: Invasive cancer and combined oral contraceptives. Br. Med. J. 290, 1587 (1985).

28. Hickey, R. J.: Risks associated with exposure to radiation: science, pseudoscience, and opinion. Health Physics 49, 949-952 (1985).

29. Mather, H. G., Pearson, N. G., Read, K. L. Q., et al.: Acute myocardial infarction: home and hospital treatment. Br. Med. J. III, 925-929 (1971).

30. Mather, H. G., Morgan, D. C., Pearson, N. G., et al.: Myocardial infarction: a comparison between home and hospital care for patients. Br. Med. J. I, 925-929 (1976).

31. Hill, J. D., Hampton, J. R., Mitchell, J. R. A.: A randomised controlled trial of home-vs-hospital management for patients with suspected myocardial infarction. Lancet I, 837-841 (1978).

32. Chalmers, I.: Scientific inquiry and authoritarianism in perinatal care and education. Birth 10, 151-166 (1983).

33. Hill, A. B.: Personal view. Br. Med. J. 290, 1074 (1985).

34. Medawar, P.: A bouquet of fallacies from medicine and medical science with a sideways glance at mathematics and logic. In: Duncan, R., Weston-Smith, M. (eds.): Lying truths. Pergamon, Oxford, 98-105 (1979).

35. Mencken, H. L.: Prejudices. 6th Series. Jonathan Cape, London, 237 (1928).

36. Bailar, J. C.: Science, statistics and deception. Ann. Intern. Med. 104, 259-260 (1986).

37. Shapiro, S.: The decision to publish: ethical dilemmas. J. Chron. Dis. 38, 365-372 (1985).

38. Mantel, N.: Cautions on the use of medical databases. Statistics in Medicine 2, 355-362 (1983).

39. Feinstein, A. R.: The intellectual crisis in clinical medicine: medaled models and muddled science. Persp. Biol. Med. 30, 215-230 (1975).

40. Medical and Physical Journal 27 (No. 155), 8 (1812).

41. Lancet II, 824 (1975).

42. Asher, R.: Medicine and meaning. Lancet I, 213-214 (1943).

43. Houston, C. S., Swischuk, L. E.: Varus and valgus - no wonder they are confused. New Engl. J. Med. 302, 471-472 (1980).

44. Chatel, J. C., Peele, R.: A centennial review of neurasthenia. Am. J. Psychiat., 1404-1413 (1970).

45. Martin, B.: Bias of Science. Society for Social Responsibility in Science. Canberra, Australia (1979).

46. Russell, B.: Sceptical Essays. Allen and Unwin, London (1928).

47. Lyttleton, R. A.: The Gold Effect. In: Duncan, R., Weston-Smith, M. (eds.): Lying Truths. A critical scrutiny of current beliefs and conventions. Pergamon Press, Oxford, 182-198 (1979).

48. Hilfiker, D.: Facing our mistakes. New. Engl. J. Med. 310, 118-122 (1984).

49. McIntyre, N., Popper, K.: The critical attitude in medicine. Br. Med. J. 287, 1919-1923 (1983).

50. Featherstone, H. J., Beitman, B. D., Irby, D. M.: Distorted learning from unusual anecdotes. Med. Education 18, 155-158 (1984).

51. Maher, J. P.: The dethroning of Thomas Crapper. In: Callay, E., Seits, L. (eds.): The How, Why, and Whence of Names. De Kalb - Ilinois Name Society, 123-124 (1984).

Kapitel 3

DIAGNOSE UND ETIKETTIEREN

Einführung

Während diejenigen, die alternative Therapien anwenden, sich im allgemeinen mehr um ihr eigenes Geschwätz als um eine genaue Diagnose kümmern, betonen die Lehrkräfte in den medizinischen Hochschulen ständig die Wichtigkeit der Diagnose. Zwar bildet die Diagnose die Grundlage einer angemessenen Behandlung, manchmal wird jedoch aus reinem Selbstzweck diagnostiziert. Für den Patienten kann die Diagnose eine wichtige beruhigende Rolle spielen, wenn sie das Unbekannte entmystifiziert oder eine gutartige Prognose begründet.

Leider hat die Diagnose, das Krankheits-"Etikett", auch andere wichtige, unerwünschte Konsequenzen. Erstens versetzt das Krankheitsetikett einen Menschen in eine neue Kategorie: die eines Patienten. Das begrenzt nicht selten seine Selbständigkeit. Darüber hinaus gibt das Etikett dem Arzt die Vollmacht, sich einzumischen, was nicht immer nützlich sein muß. Es bietet auch die Möglichkeit, in die "Krankenrolle" zu schlüpfen und so den üblichen sozialen Verpflichtungen zu entfliehen, was leicht zu einer Lebensart werden kann. Schließlich ist es unnormal, krank zu sein: Es ist eine Art abweichendes Verhalten, das Erwerbsfähigkeit, Attraktivität und Heiratsaussichten vermindern oder sogar Freiheitsberaubung durch Unterbringung in einer Institution oder gar im Gefängnis zur Folge haben kann. Daraus folgt, daß eine Diagnosestellung potentiell Schlechtes wie auch Gutes bewirken kann und daß ein diagnostischer Irrtum oder ein falsches Etikettieren nicht auf die leichte Schulter genommen werden sollte.

Das diagnostische Vorgehen

Nach der populärsten modernen Ansicht gelangt man zur Diagnose durch den Gebrauch einer hypothetisch-deduktiven Methode [1][2][3], derzufolge der Arzt gleich zu Beginn einer ersten Patientenberatung diagnostische "Hypothesen hervorbringt". Wie so oft verbergen lange Wörter triviale Begriffe. "Hypothesen" sind begründete Vermutungen, ähnlich den Vermutungen, die ein Mechaniker anstellt, wenn er mit den Symptomen eines defekten Autos konfrontiert wird. Ärztliche Vermutungen leiten sich vom Alter und Geschlecht des Patienten ab, vom Gesamtzusammenhang und von der Fachrichtung des Arztes. Der Kinderkardiologe Macartney hat die Bedeutung der a-priori-Wahrscheinlichkeit im diagnostischen Prozeß betont, das heißt die Wahrscheinlichkeit, daß eine bestimmte Krankheit vorliegt.[4] Plötzliche Kopfschmerzen und Erbrechen bei einem Achtzigjährigen sind vermutlich keine Migräne; ein Routinebesuch beim Arzt wird wohl kein Notfall sein; multiple Sklerose ist in der gastroenterologischen Klinik unwahrscheinlich. Es wurde bereits früher von J. McCormick darauf hingewiesen, daß solche Ideen die hochtrabende Bezeichnung "Hypothese" nicht verdienen, aber dieser Begriff verleiht solch alltäglichen Sachen eben doch einen Schein von Wissenschaftlichkeit.[5]

Sackett und seine Kollegen haben das Kürzel "Tantchen Minnie" eingeführt für die Intuition, mit der wir vermeiden, überraschte Fremde auf die Schulter zu tippen, und die uns andererseits befähigt, manche Hauterkrankungen, manche ausgefallenen Erscheinungen und manche Deformitäten selbstsicher mit Etiketten zu versehen.[1] Diese Wahrnehmungsfähigkeit geht weit über das visuelle Erkennen von Abnormitäten, die auf den ersten Blick identifizierbar sind, hinaus. Gewöhnlich genügen die ersten Worte einer Patientenberatung, um sofort den Gedanken zu erwecken: "Das hört sich an, wie...". "Das hört sich an, wie" beruht auf Kenntnissen und Erfahrung, auf Kenntnis der Wahrscheinlichkeit und der Erfahrung, es vorher schon einmal gesehen zu haben. Meistens wird ein körperlicher Krankheitszustand und seine wahrscheinliche Ursache binnen Minuten diagnostiziert, und die Bestätigung wird durch selektive Untersuchungen oder einfaches Nachprüfen gesucht. In der Praxis sind Symptome oft eindeutig; bei Halsschmerzen wird sofort - und völlig richtig - ein Blick in den Rachenraum geworfen, und jeder Versuch seitens eines jungen Arztes, darüber hinaus eine vollständige Anamnese zu erheben oder sich nach den Trinkgewohnheiten oder dem Datum der letzten Periode zu erkundigen, wird ihm zu

Recht übelgenommen. In der Ambulanz hat die Untersuchung einer Schwellung in der Leistengegend Vorrang vor einer ausführlichen Anamnese, und die Entscheidung, eine Endoskopie (das Einführen eines flexiblen Beobachtungsgeräts durch den Mund in den Magen und den Zwölffingerdarm) durchzuführen, um den Verdacht auf ein Geschwür zu bestätigen, wird nicht aufgeschoben, bis andere diagnostische Möglichkeiten ausgeschöpft worden sind.

Die Notwendigkeit der Diagnose

Ärzte behaupten gern, ihre Patienten seien unglücklich, wenn sie keine Erklärung für ihre Symptome erhalten, kein Etikett, keine Diagnose. Das bringt unvermeidlich ungesicherte Diagnosen mit sich. Seit der Zeit von Sir James Mackenzie haben ehrliche Hausärzte zugegeben, daß sie nur bei einer kleinen Zahl von Patienten bei der Erstvorstellung eine Diagnose erheben können, die die Beschwerden erklärt, anstatt sie nur zu beschreiben. Welche Auswirkungen es hat, dem Patienten ein Etikett zu versagen, hat K.B. Thomas in einer Reihe von Aufsätzen beschrieben.[67] In seiner 1978 durchgeführten Studie erhielten 200 Patienten, bei denen keine bestimmte Diagnose gestellt werden konnte, entweder eine symptomatische Diagnose und Medikation, oder ihnen wurde gesagt, sie hätten keine Krankheitsanzeichen und bedürften deshalb keiner Behandlung. Die Ergebnisse waren in beiden Fällen gleich. In seiner 1987 durchgeführten Studie ging es ihm um die Wirkung der Patientenberatung, die entweder in einer "positiven" oder in einer "negativen" Art durchgeführt wurde. Bei den "positiven" Beratungen erhielt der Patient eine klare Diagnose und die Zusicherung, daß er bald genesen würde; bei den "negativen" Beratungen sagte er dem Patienten: "Ich kann nicht mit Sicherheit sagen, was Ihnen fehlt". Ob eine Behandlung erfolgt war oder nicht, spielte für das Endergebnis keine Rolle. Jedoch ging es 64% der Patienten mit "positiver" Beratung subjektiv besser, während es bei den Patienten mit "negativer" Beratung nur 39% waren. Es sieht so aus, als ob das selbstsichere Auftreten eines Arztes, der keinerlei Zweifel erkennen läßt, therapeutisch nützlich wäre - unabhängig vom diagnostischen Etikett oder der Behandlung mit Tabletten.

Die Vorteile der Diagnose

Der Nutzen einer fundierten Diagnose besteht natürlich in erster Linie darin, daß sie vermutlich zu einem sinnvollen Behandlungsplan führen wird, der eine angemessene Therapie einschließt. Aus genau diesem Grund erhalten Diagnosestellung und diagnostische Fertigkeiten ihren ausgesprochen hohen Stellenwert in der medizinischen Ausbildung. In zweiter Linie dient die Diagnose offensichtlich als Grundlage für eine Prognose. Es ist die Diagnose, die die Zukunft vorhersagt, sei es Genesung oder Tod.

Eine gutartige Diagnose wirkt in hohem Maße beruhigend. Schmerzen, die keinen offensichtlichen und erkennbaren Grund haben, bedürfen einer Erklärung. Daher ist es häufiger das Bedürfnis nach einer Erklärung als der Schweregrad der Schmerzen, was die Menschen professionelle Hilfe suchen läßt. Eine einfache und gutartige Diagnose oder Erklärung bewirkt eine weitgehende und wirksame Beruhigung. "Es ist nur eine kleine Verstauchung, keine Rede von Arthritis."

Die Krankheit als Rolle

Ein wenig bekannter Nutzen eines diagnostischen Etiketts ist die Legitimierung der Krankenrolle. Der amerikanische Soziologe Talcott Parsons hat als erster darauf aufmerksam gemacht, daß wir in unserer Gesellschaft nur eine einzige akzeptable Möglichkeit haben, unseren sozialen Verpflichtungen zu entfliehen, und sie besteht darin, die Rolle eines Kranken einnehmen zu dürfen. Nur wenn wir krank sind, kommen wir darum herum, zur Arbeit oder zur Schule gehen zu müssen, das Geschirr spülen, zu Parties gehen oder Geschlechtsverkehr haben zu müssen. Parsons wies darauf hin, daß die Gesellschaft denen, die krank sein möchten, Bedingungen auferlegt. Zunächst muß man sich wie ein Kranker benehmen. Wenn man Beschwerden hat, wird man wahrscheinlich mit einer Wärmflasche, einem Aspirin und Genesungswünschen ins Bett geschickt. Wenn man aufwacht, kann man mit einer Tasse warmer Fleischbrühe und einem Zwieback rechnen. Ißt man jedoch zu Abend, muß man auch beim Geschirrspülen helfen. Gleichzeitig krank sein und Golf spielen geht nicht. Aber man muß sich nicht nur als Kranker benehmen: Wer krank sein will, muß auch zum Ausdruck bringen, daß er wieder gesund werden möchte, und nach einigen Tagen muß er fachkundige Hilfe suchen. Aus diesem Grund sind Ärzte an der Legitimierung der Behauptung beteiligt: "Ich bin krank und deshalb kann ich nicht ...". Zu diesem Zweck kann es manchmal notwendig sein, ein ordnungsgemäß beglaubigtes Attest vorzulegen; es mag aber auch genügen, "das Krankenhaus aufzusuchen" oder sich "in ärztlicher Behandlung" zu befinden. Vielen Hausfrauen ersetzt die "Tablettenpackung" die Krankschreibung, und dafür können viele Wiederholungsrezepte nötig sein. Weil das Kranksein dem Menschen gestattet, seine Umgebung zu seinem scheinbaren Vorteil zu manipulieren, gehen viele Menschen zum Arzt, um krank zu bleiben, anstatt geheilt zu werden. Schließlich ist es schwierig, ohne diagnostisches Etikett überzeugend krank zu sein. Wurde ein solches Etikett einmal erlangt, kann es zu einer kostbaren Notwendigkeit werden, und wehe dem Doktor, der versucht, es wegzunehmen.

Diagnostische Fehler

Der häufigste Grund für Fehler ist Unwissenheit. Ein Arzt kann nur die Krankheiten diagnostizieren, die er kennt und die zu seinem gewohnten Bezugssystem gehören. Deshalb tauchen neue Krankheiten, nachdem sie erst einmal beschrieben worden sind, plötzlich überall auf - AIDS zum Beispiel. Unwissenheit ist auch der Grund, weshalb nicht-spezialisierten Ärzten ungewöhnliche Erkrankungen entgehen können. Wenn der Arzt nicht weiß, daß eine bestimmte Konstellation von Symptomen und Anzeichen auf eine bestimmte Krankheit hindeutet, kann er auch nicht zu dieser Diagnose gelangen; die Diagnose wurde nicht gestellt, weil sie gar nicht erst in Betracht gezogen wurde. Der scheinbare diagnostische Scharfsinn des erfahrenen Klinikers ist vielleicht nichts anderes als "déjà vu"; er hat es schon mal gesehen, er wird es jetzt wiedererkennen. Bis zu einem gewissen Punkt kann die Erfahrung den Arzt vor diagnostischen Fehlern bewahren, denn sie ermöglicht ihm, die Anzeichen zu erkennen, die abweichend oder widersprüchlich sind und ihm signalisieren, daß möglicherweise etwas nicht in Ordnung ist.

Obgleich Wissen und Erfahrung die Hauptstützen diagnostischer Fertigkeit sind, kann man sich auch zu sehr auf ihre Qualitäten verlassen; dies führt dann häufig zu nichts anderem, als daß man immer selbstsicherer immer dieselben Fehler macht.

Diagnose-Ebenen
Die Feststellung, daß ein Patient Halsschmerzen hat, ist eine Ebene der Diagnose. Man kann das präzisieren, indem man den betroffenen Teil des Halses beschreibt und dann von Tonsillitis, Pharyngitis oder Laryngitis spricht. Ein anderes Beispiel: Die Entdeckung vergrößerter Drüsen in den Achselhöhlen und der Leiste bei einem jungen Erwachsenen kann zu der vorläufigen Diagnose Drüsenfieber führen. Die Diagnosestellung läßt sich weiter verfeinern durch den Nachweis des Erregers, zum Beispiel Streptokokken-Angina, und die Bestimmung der Empfindlichkeit des Erregers gegenüber verschiedenen Antibiotika.

Im allgemeinen hört man mit diagnostischen Maßnahmen auf, sobald man genug weiß, um einen Behandlungsplan in die Wege zu leiten. Man wird dabei vielleicht versucht haben, Ausmaß und Schweregrad der Erkrankung zu erfassen, aber man wird in der Regel nicht erklären können, warum *diese* Person *diese* Krankheit gerade zu *diesem* Zeitpunkt bekommen hat.

Die psychischen und sozialen Aspekte der Diagnose
Insbesondere in der allgemeinärztlichen Praxis sind die psychischen und sozialen Aspekte der Diagnose von Bedeutung. Die Betonung des psychischen und sozialen Kontextes von Symptomen und Krankheiten ist nicht nur sinnvoll, sondern auch wesentlich, wenn Ärzte ihren Patienten helfen sollen. Wird der soziale und kulturelle Zusammenhang, in dem die Symptome auftreten, nicht erkannt, kann das unter Umständen eine unangemessene Beratung oder unangebrachte Beruhigung zur Folge haben. Das mag vielleicht unwichtig sein, wenn schnelle und effektive Behandlungsmethoden zur Verfügung stehen. Ist aber die Krankheit chronisch oder unheilbar, dann ist es schlechte Medizin, die Krankheit zu behandeln und den leidenden Menschen nicht zu beachten. Es wird dann

nicht überraschen, wenn die Opfer einer solchen "Behandlung" anderswo Hilfe
suchen. Natürlich sind kranke Menschen beunruhigt, ängstlich und oft depri-
miert, aber es ist wenig hilfreich, diesen Zustand als eine "psychologische"
Diagnose zu bezeichnen. Entsprechend ist eine "soziale Diagnose" eine falsche
Bezeichnung für die Erkenntnis, daß Wohnungs-, Arbeits-, Geld- und Partner-
losigkeit zur Krankheit beitragen und die Heilung verzögern und behindern
können.

Körperliche Erkrankungen

Krankheiten, die keinen Namen haben, existieren nicht. Der Arzt kann nur die
Zustände als Krankheitsbilder diagnostizieren, die bereits beschrieben worden
sind. Eine vormals namenlose Krankheit wird erst dann "real", nachdem ihr ein
neuer Name verliehen wurde. Weniger offensichtlich ist, daß Krankheiten, die
einen Namen haben, vielleicht gar nicht existieren. In *A System of Logic* drückte
es Mill wie folgt aus: "Zu allen Zeiten hat die Menschheit einen starken Hang
dazu gehabt, zu schließen, es müsse zu jedem Namen ein erkennbares, getrenn-
tes Ding geben, das dem Namen entspricht: Und man dachte, daß es für jede
komplexe Idee, die der Verstand für sich selbst durch die Bearbeitung seiner
Begriffe von den einzelnen Dingen gebildet hatte, eine entsprechende äußere,
objektive Realität geben müßte."

Der Glaube, daß Wörter eine eigene Bedeutung haben, ist ein Relikt der
Wortmagie. Wie Locke meint: "In ihrer primären oder unmittelbaren Bedeutung bezeichnen Wörter nichts anderes als die Ideen im Kopf desjenigen, der sie
benutzt". Es ist häufiger der Fall, daß eine "Nicht-Krankheit" diagnostiziert
wird, als daß eine bestehende Krankheit nicht diagnostiziert wird. Wie schon T. J.
Scheff hervorhob, werden Ärzte durch ihre Ausbildung dazu ermuntert, sich
eher durch Übervorsichtigkeit zu irren.[8] Das schlimmste "Verbrechen" in einem
Lehrkrankenhaus ist eine übersehene Diagnose. Die größte Ehre widerfährt
einer seltenen Diagnose, die durch ungewöhnlichen Scharfsinn oder einfach
Glück gelang. Solche Erfolge sind anschließend das Thema von Klinikbespre-
chungen oder, nicht selten, von pathologischen Demonstrationen. Mit anderen

Worten: Ärzte werden eher ermutigt, einen Typ-1-Fehler zu begehen und dadurch eine Nicht-Krankheit zu schaffen, als einen Typ-2-Fehler durch Übersehen einer tatsächlichen Erkrankung. Im Zweifelsfalle sollte immer eine Diagnose gestellt werden. Ein Typ-1-Fehler überführt den Unschuldigen, ein Typ-2-Fehler spricht den Schuldigen frei. Nach einem Aphorismus von Karl Kraus ist die Diagnose die häufigste Krankheit.

Die Vor- und Nachteile dieser zwei Arten von Fehlern können wie folgt zusammengefaßt werden:

Folgen eines Typ-1-Fehlers
(keine Krankheit, aber eine Diagnose)
1. Unnötige Behandlung, eventuell auch chirurgischer Eingriff.
2. Verminderte Gesundheitswahrnehmung und Ermutigung, krank zu werden.
3. Es besteht praktisch kein Risiko, Schmach auf sich zu ziehen oder verklagt zu werden (die Idee, daß man juristische Schritte wegen "Gesundheitsverleumdung" einleiten könnte, sollte vielleicht unterstützt werden).
4. Die Berichtigung eines Fehlers dieser Art ist unüblich und schwierig. Manchmal werden die Beweise vernichtet; zum Beispiel können Nicht-Tumore im Ausguß weggespült werden.

Folgen eines Typ-2-Fehlers
(eine Krankheit, aber keine Diagnose)
1. Juristische Schritte wegen Fahrlässigkeit.
2. Moralische Verurteilung und Schmach von den Kollegen. ABER ...
3. Der Fehler kann korrigiert werden, wenn die Erkrankung stärker ausgeprägt ist und auffallender wird.

Nicht-Krankheiten
In Anbetracht ihrer Bedeutung ist die Literatur über Nicht-Krankheiten überraschend spärlich. Meador hat jedoch die Nicht-Krankheiten in die folgenden sieben Kategorien eingeteilt:[9]

1. Das Imitationssyndrom: z.B. die Nicht-Addinsonsche Erkrankung (Pigmentierungen und "niedriger" Blutdruck ohne Nebennierenrinden-Insuffizienz).

2. Das Syndrom der oberen und unteren Grenzen: z.B. eine Fehldiagnose aufgrund von Laborwerten, die zufällig aus dem Normbereich fallen.

3. Das Syndrom der normalen Schwankungen: z.B. Nicht-Zwergenhaftigkeit in einer Familie mit geringer Körpergröße.

4. Das Laborfehlersyndrom: z.B. John Smith aus Beckenham wird als John Smith aus Dulwich behandelt.

5. Das Syndrom der radiologischen Überinterpretation: z.B. ein Tumor, der auf einem Röntgenbild erscheint, aber bei der Operation nicht gefunden wird.

6. Das Syndrom des kongenital fehlenden Organs: z.B. eine "nichtfunktionierende Niere" beim Röntgen; fehlende Niere bei der Operation.

7. Das Syndrom der Überinterpretation von klinischen Befunden: z.B. die Nicht-Hepatomegalie, wenn die Leber nach unten verlagert und nicht vergrößert ist.

Dudley Hart, dieser sensibelste aller Rheumatologen, hat die folgende Einteilung vorgeschlagen:

1. Anatomische Nicht-Krankheit: Normale Variationen von menschlichen Gestalten und Formen: Fledermausohren, geflügelte Schulterblätter ("Deinem kleinen Engel wachsen Flügel"), Nicht-Skoliose (Skoliose ist eine Rückgratverkrümmung, die Schulärzte bei Routineuntersuchungen manchmal entdecken; die meisten Kinder haben eher eine "*Schul*iose" als diese Erkrankung).

2. Klinische Nicht-Krankheit: Nicht-Herzerkrankung bei Schulkindern, Nicht-Hochdruck aufgrund von Nervosität auf der Untersuchungsliege, Nicht-Myxödem (Mangel an Schilddrüsenhormon) bei alten Menschen mit belegten Stimmen, haarlosen Körpern, Verstopfung und Kälteintoleranz; "Assistenzärzte berichten oft über das Zeichen der 'frühen Trommelschlegelfingerbildung'. Auch Oberärzte haben ihre Lieblingsstörungen."

3. Untersuchungs-Nicht-Krankheit: Ein hoher Harnsäurespiegel bei Nicht-Gicht (kommt auch bei der wirklichen Gicht vor); der zufällige Befund einer überzähligen Halsrippe oder eines verengten Zwischenwirbelraums auf einem

Röntgenbild veranlaßt, daß ihm Symptome zugeschrieben werden (was eine Nicht-Halsrippenerkrankung und eine Nicht-Bandscheibenkrankheit schafft); eine Nicht-Hypoglykämie, diagnostiziert aufgrund eines relativ niedrigen Blutzuckers bei einer einzigen Messung.

4. Pharmakologische Nicht-Krankheit: Nicht-Nebenwirkungen von Medikamenten nach unvorteilhaften Presseberichten.

5. Psychiatrische Nicht-Krankheit[10] (ein derart wichtiges Thema, daß es später in diesem Kapitel getrennt behandelt wird).

Ein gutes Beispiel für das Syndrom der radiologischen Überinterpretation ist eine Studie von 14.867 Thoraxaufnahmen, die zur Identifizierung von Tuberkulose erstellt wurden.[11] 1.216 waren falsch positiv, also 8,2%, wohingegen nur 24 falsch negativ waren. Vielleicht ist es in diesem Fall besser, auf der sicheren Seite zu stehen, allerdings belasten falsch positive Ergebnisse den Patienten mit unnötiger Angst und ziehen weitere Untersuchungen nach sich.

Eine verbreitete und bis vor kurzem verkannte Nicht-Krankheit ist die Vorhaut-Verklebung bei Jungen. Man kann sich den Haufen Vorhäute, die dieser imaginären Störung zum Opfer gefallen sind, kaum vorstellen.

Gross hat ein weitverbreitetes Nicht-Herzsyndrom unter dem Namen "Des-Kaisers-neue-Kleider-Syndrom" beschrieben.[12] Bei Ärzten in der Ausbildung ist die Inzidenz am höchsten; bevorzugte epidemiologische Hochrisikobereiche sind besonders Herzüberwachungsstationen, Visiten und Fachkliniken. Das Prestige und die Dominanz des Trägers sind wichtige Faktoren bei der Verbreitung der Krankheit. Bei einem typischen Nicht-Herzsyndrom macht der Chef zusammen mit vier Stationsärzten und drei AIPlern gerade seine Visite. Er horcht ab und hört ein Herzgeräusch. Sonst hört es keiner, aber nachdem der Oberarzt sagt: "Ich höre es", ist die Ausgangslage für eine Mini-Epidemie perfekt. Die Hackordnung hinunter werden in rascher Folge alle Mitglieder der Gruppe infiziert. Das pathognomonische Zeichen "Ich höre es" macht die Diagnose leicht. In diesem Zusammenhang sind insbesondere bei fortgeschrittenen Ärzten atypische Krankheitsbilder an der Tagesordnung. Die Diagnose kommt durch Aussagen zustande wie "es ist sehr leise", "es ist unregelmäßig" oder "man kann es nur in der sagittalen Lage hören" (was entweder Seitenlage oder Rückenlage bedeuten kann).

Während in einer Reihe von Studien die Variation bei der Interpretation von Röntgen-Aufnahmen und EKGs bei ein- und demselben Untersucher bzw. bei verschiedenen Untersuchern analysiert wurde, wurde die Zuverlässigkeit von körperlichen Zeichen relativ wenig beachtet. Wahrscheinlich würden solche Zeichen wie ein schwacher Puls, die Tastbarkeit der "Arteria dorsalis pedis" (ein Puls, der auf dem Fußrücken gefühlt wird) oder die Wahrnehmung eines minimal gedämpften Klopfschalls eine beachtliche Variabilität aufweisen.

Wenn Nicht-Krankheiten epidemische Ausmaße annehmen, kann die Angelegenheit ernst werden. Weinstein und Stamm beschrieben zwanzig Nicht-Epidemien von Krankenhausinfektionen, die durch das Zentrum für Krankheitskontrolle in Atlanta untersucht wurden.[13] Darunter waren Nicht-Epidemien von Bakteriämien, Atemwegsinfektionen, Magen-Darm-Entzündungen, Hautinfektionen, Halothan-verursachte Leberentzündungen, Neugeborenen-Gelbsucht, Hirnhautentzündungen und Tuberkulose. Die Ursachen lagen in der fehlerhaften Verarbeitung und der Verunreinigung von Untersuchungsmaterial sowie in einem mangelhaften klinischen Urteilsvermögen.

Die vielleicht schwerwiegendste Nicht-Epidemie war die Nicht-Schweinegrippe 1976 in den USA. Bevor das Schweinegrippe-Programm gestoppt wurde, sind sechsundvierzig Millionen Menschen geimpft worden, von denen einige an den unmittelbaren Folgen der Impfung verstarben. Kein Fall von "Schweinegrippe" trat auf, und der Direktor des Zentrums für Krankheitskontrolle bekam den Laufpaß.[14]

Koro

1975 verbreitete Agence France-Presse folgenden Bericht: "Gerüchte, daß der Verzehr von Thunfisch für eine Krankheit verantwortlich ist, die zur Schrumpfung des Geschlechtsorgans führt, haben in der Hafenstadt Palem Bang auf Sumatra einen Einbruch im Fischhandel verursacht."

Bei der fraglichen Erkrankung handelt es sich um "Koro" – das javanesische Wort bedeutet Schildkrötenkopf – eine besonders faszinierende und gewiß besorgniserregende Nicht-Krankheit. Sie ist in Malaysien und Süd-China weit verbreitet, wo sie bekannt ist als "suck young" oder Shook Yang, "schrumpfender Penis". Den örtlichen Experten zufolge, die während einer Koro-Epidemie 1967 ein Seminar abhielten, ist die Krankheit auf Angst, Gerüchteküchen, klimatische Bedingungen und Unausgeglichenheit zwischen Herz und Nieren zurückzuführen.[15] Patienten, die von diesem furchtbaren Gebrechen heimgesucht werden, leben in Todesangst und versuchen, das endgültige Verschwinden des Penis im Bauchraum aufzuhalten, indem sie ihn mit "Klammern, Eßstäbchen, Wäscheklammern usw.", sogar mit einer "Sicherheitsnadel" festhalten. In manchen Fällen wechseln sich Ehefrau und Verwandte dabei ab, "den Penis festzuhalten", und manchmal wird die Ehefrau gebeten, den Penis im Mund zu halten, um die Angst des Patienten zu vermindern.[16 17 18]

Zahlreiche Berichte über Koro bei nicht-chinesischen Menschen und über Koro-Epidemien haben die Seiten von *Lancet*, dem *British Journal of Psychiatry* und anderen seriösen Zeitschriften geschmückt. Fälle von Koro wurden bei so verschiedenen Individuen beschrieben wie einem georgisch-jüdischen Immigranten und einem Klempner, der in Bedfordshire geboren und aufgewachsen war.[18 19]

Übergewicht

Viele biologische Merkmale sind meßbar, zum Beispiel Größe, Gewicht und die Blut- und Serumkonzentrationen vieler Substanzen. In einer bestimmten Bevölkerungsgruppe werden diese Meßwerte im allgemeinen so um einen Mittelwert verteilt sein, daß sie der sogenannten normalen oder Gaußschen Verteilung folgen. Das bedeutet, daß die meisten Meßwerte sich um den Mittelwert gruppieren werden, daß es aber einige geben wird, die weiter entfernt davon liegen. Daraus ergibt sich ein Problem bei der Definition der Abnormität. Man ist übereingekommen, Werte, die mehr als zwei Standardabweichungen vom Mittelwert entfernt liegen, als "abnorm" zu bezeichnen. Dafür gibt es keine logische Rechtfertigung, obwohl es richtig ist, daß mit der Entfernung eines gemessenen Wertes vom Mittelwert die Wahrscheinlichkeit zunimmt, daß es sich um eine abnorme Größe handelt.

Die Fettleibigkeit ist ein solches Merkmal. Es gibt keinen klaren Trennstrich zwischen normal und abnormal, keinen klaren Unterschied zwischen Gesundheit und Krankheit. Trotzdem: "Ein Konsensausschuß der amerikanischen National Institutes of Health ist zu dem Schluß gekommen, daß Übergewicht potentiell das Leben verkürzt. Wie beim Bluthochdruck gibt es keine Schwelle, ab der die krankmachenden Auswirkungen beginnen. Jedes Übergewicht, auch nur 5 oder 10 Pfund, kann gesundheitsschädlich sein".[20] Das ist ein Zitat aus einem *Science*-Artikel mit dem Titel "Übergewicht wird zur Krankheit erklärt". Der Journalist hält weiterhin fest: "Der Herausgeber der *Annals of Internal Medicine*, Edward Huth, stellte den Übergewicht-Bericht auf die gleiche Stufe mit dem vor etwa 25 Jahren erschienenen Bericht des Surgeon General über das Rauchen und äußerte die Hoffnung, daß dieser Bericht die gleiche Wirkung haben würde."

In Wirklichkeit spricht kaum etwas dafür, daß es schlimm ist, ein bißchen dick zu sein, und bei geringfügiger Beleibtheit spricht gar nichts dafür. Faktisch leben Mollige vielleicht sogar länger als Magere. Nach den Kriterien der Amerikanischen Nationalen Gesundheits-Institute waren zwei Drittel der erwachsenen Männer übergewichtig, das heißt, ihr Gewicht lag um mindestens 20% über dem "Idealgewicht". Allerdings zeigen mehrere Studien, daß Männer mit einem Gewicht von 15 bis 20 Pfund über ihrem "Idealgewicht" länger leben als eine "leichtgewichtigere" Vergleichsgruppe.[21]

Die Einstufung von Übergewicht als eine Erkrankung hat eine Reihe von Konsequenzen, von denen nur wenige wünschenswert sind. Sie führt zum Glauben, daß es sinnvoll sei, jemandem zu sagen, daß er 10 Pfund Übergewicht hat, damit ihn das "gewichtsbewußt" machen wird. Sie führt zum Glauben, eine Gewichtsabnahme von 10 Pfund würde Krankheiten verhindern und das Leben verlängern. Sie führt zum Glauben, daß es für den "Patienten" zuträglich sei, seine Nahrungsmittel als eine Kalorienquelle zu betrachten und nicht als eine Quelle von Entspannung und Genuß. Auf jeden Fall ist das einträglich für die Geldbörsen von Diätbuchautoren und Reformhausbesitzern. Schließlich führt sie zum Glauben, daß - ähnlich wie beim Rauchen - übergewichtige Menschen noch mehr, als sie es ohnehin schon sind, als häßlich und unverantwortlich angesehen werden sollten. Ein solcher Glaube könnte zur Folge haben, daß eine "Fettsteuer" eingeführt und Kindern der Zutritt zu Museen mit Rubens-Gemälden verboten würde. Manche Fälle von Magersucht bei Jugendlichen stehen vielleicht im Zusammenhang mit dem gegenwärtigen Schlankheitswahn.

Bluthochdruck

Wie das Gewicht ist auch der Blutdruck in einer bestimmten Population "normalverteilt". Allerdings ist die Verteilung in den reichen Ländern meistens nach rechts verlagert, das heißt, sie ist nicht ganz symmetrisch, und hohe Werte kommen etwas häufiger vor als niedrige. Wie beim Übergewicht entsteht auch hier das Problem zu definieren, was normal und was krankhaft ist.

Hypertonie, oder Bluthochdruck, ist vielleicht die am weitesten verbreitete und schädlichste der heutigen Nicht-Krankheiten. Die einzig brauchbare Definition von Bluthochdruck ist "behandlungsbedürftiger Blutdruck". Eine Untersuchung der Häufigkeit der "Hypertonie" bei 50- bis 64jährigen Australiern und US-Amerikanern ergab, daß fast 70% der Australier und fast 50% der Amerikaner hyperton waren: Dabei wurde Bluthochdruck definiert als ein systolischer Druck über 140 mmHg und/oder ein diastolischer Druck über 90 mmHg.[22]

Es gibt viele Hinweise darauf, daß die Behandlung einer kleinen Zahl von Patienten, bei der der diastolische Blutdruck dauerhaft über 105 mmHg liegt, die Schlaganfallhäufigkeit vermindert.[23] Übrigens wird ein Bluthochdruck mit unbekannter Ursache - also die meisten "Fälle" einer Hypertonie - als "essentielle Hypertonie" bezeichnet, was sehr viel besser klingt.

Demgegenüber stehen die Ergebnisse der Medical-Research-Council-Studie über die Behandlung von Patienten mit einer milden bis mäßigen Hypertonie (diastolischer Blutdruck zwischen 90 und 109 mmHg) mit dem Betablocker Propranolol oder dem Diuretikum Bendroflumethiazid. Verglichen mit Placebo ergab sich bei der aktiven Behandlung keine Reduktion der Gesamtsterblichkeit.[24] 17.534 Menschen wurden über eine Zeit von 85.572 Patientenjahren beobachtet. In der behandelten Gruppe gab es 248 Todesfälle, in der Placebo-Gruppe 253. Als Nebenwirkungen der Bendrofluazid- und Propranololtherapie wurden Gicht, Diabetes und Impotenz beschrieben.

Auch diejenigen, die Placebotabletten geschluckt hatten, kamen nicht ohne Nebenwirkungen davon. Nach zwölf Wochen wurden 16% der Männer in der Diuretikum-Gruppe, 14% in der Propranolol-Gruppe und 9% in der Placebo-Gruppe impotent; nach zwei Jahren waren 23% in der Diuretikum-Gruppe und 10% in der Placebo-Gruppe impotent![25] Allein das Etikett "Hypertoniker" scheint wohl eine gesundheitsschädliche Wirkung zu haben.

Angesichts unserer gegenwärtigen Unwissenheit ist das Schaden-Nutzen-Verhältnis der Behandlung von milder bis mäßiger Hypertonie nachteilig, will heißen, die Wahrscheinlichkeit eines Schadens überwiegt die Möglichkeit eines Nutzens. Die Autoren der Medical-Research-Council-Studie, die zur Zeit die beste, wenn auch unvollkommene Untersuchung ist, kamen zu dem Schluß, daß man 850 Patienten mit "milder Hypertonie" über ein Jahr mit blutdrucksenkenden Medikamenten behandeln müßte, um einen Schlaganfall zu verhüten. Da es jedoch unmöglich ist vorherzusagen, welche Menschen ohne Behandlung einen Schlaganfall erlitten hätten, "kann dieser Nutzen nur zu dem Preis erzielt werden, einen beträchtlichen Anteil der Bevölkerung mit den nicht nur harmlosen Wirkungen der Medikamente zu belästigen".

Die Wahrscheinlichkeit, daß eine "Nicht-Hypertonie" diagnostiziert wird, nimmt mit dem Alter zu. Messerli und Mitarbeiter haben herausgefunden, daß die Hälfte von 24 "hypertonen" Patienten im Alter über 65 Jahren eine "Pseudo-Hypertonie" hatten.[26] Die Pseudo-Hypertonie ist ein meßtechnisch bedingtes Artefakt, das durch einen vermehrten Widerstand der Gefäßwand gegen den Druck der Blutdruckmanschette verursacht wird. Das Ausmaß der Pseudo-Hypertonie, also der Unterschied zwischen dem Druck in der Manschette und dem wahren Blutdruck (der direkt in der Arterie gemessen wird), betrug zwischen 10 und 54 mmHg mit einem Mittelwert von 16 mmHg für die systolischen und diastolischen Werte. Demnach hätte die Hälfte der Patienten über 65, deren mit der Blutdruckmanschette gemessener Blutdruck 180/100 mmHg betrug, in Wirklichkeit einen Blutdruck von weniger als 165/85. Ein solcher Blutdruck ist bei älteren Menschen normal und rechtfertigt keine Behandlung. Wollte man den Blutdruck dieser Patienten mit Medikamenten senken, so wäre das nicht nur unangebracht und Geldverschwendung, es würde auch das Risiko unnötiger Nebenwirkungen oder sogar des Todes mit sich bringen.

Die Schädlichkeit des Etikettierens

Es kann für Menschen, die sich vollkommen wohl fühlen, ernste Folgen haben, wenn man ihnen sagt, daß sie an einer ernsten und möglicherweise lebensbedrohlichen Erkrankung wie "Hypertonie" leiden, für die sie täglich Medikamente einnehmen sollen. Bei Stahlarbeitern mit diastolischem Blutdruck über 95 mmHg zeigte eine Studie einen Zusammenhang zwischen dem Etikett "Hypertonie" und erhöhten Fehlzeiten aufgrund von "Krankheit" und einer Verschlechterung des subjektiven Wohlbefindens. "Der Anstieg der Krankheitstage hängt unmittelbar mit dem Wissen des Beschäftigten von der Diagnose zusammen. Er scheint aber unbeeinflußt zu sein durch den Beginn einer blutdrucksenkenden Therapie oder den Grad der Blutdrucksenkung."[27]

Patienten mit behandeltem "Bluthochdruck" sind depressiver und klagen über mehr Beschwerden als unbehandelte "Hypertoniker", die in Reihenuntersuchungen gefunden wurden.[28] Logan erwähnte die ungünstige Wirkung des Hypertonie-Etiketts auf das psychische Wohlbefinden, das Eheleben und die Fehltage im Betrieb. Es führe dazu, daß der Patient sich Sorgen mache und von den Gedanken an seine Gesundheit ganz in Anspruch genommen werde und darüber seine sozialen, beruflichen und Freizeitaktivitäten vernachlässige.[29]

Ein Leitartikel im *Lancet* befaßte sich mit einem Bericht von Milne und Mitarbeitern über Patienten, denen erstmals die Diagnose Bluthochdruck eröffnet wurde, und Patienten mit bekannter chronischer Hypertonie. Beide Gruppen wiesen Unterschiede gegenüber Kontrollpersonen mit normalem Blutdruck auf. Die Unterschiede bezogen sich auf das Gesundheitsgefühl, die Gesamtheit der Beschwerden, Sorgen und die Fähigkeit, erfreulichen Beschäftigungen nachzugehen.[30][31] Dies hielt den Leitartikler allerdings nicht davon ab, ein "energisches Programm zur Entdeckung aller Hypertoniker" zu fordern.

Psychiatrische Erkrankungen

Wir haben uns bisher in diesem Kapitel vor allem mit Erkrankungen des Körpers befaßt und nur gelegentlich Geistesstörungen erwähnt. Für die meisten von uns ist es unser Verstand und nicht irgendwelche anderen Teile unseres Körpers, dem wir unsere persönliche Identität und Einzigartigkeit zuschreiben. Der Verlust selbst wichtiger Teile des Körpers - Augen, Arme oder Beine - mag unserem Selbstbild einen Knacks geben, bedroht uns aber nicht in unserem eigentlichen Wesen. Geisteskrankheiten sind eine sehr viel persönlichere Bedrohung; es ist das eigene Ich, das erkrankt ist, und nicht irgendein Körperteil. Die meisten von uns würden ohne weiteres bei einem Bewerbungsgespräch zugeben, daß sie am Blinddarm oder sogar an der Gallenblase operiert wurden, aber nur wenige würden einen stationären Aufenthalt in einer psychiatrischen Klinik zugeben. Notfalls würden wir euphemistisch auf einen "Nervenzusammenbruch" verweisen.

Der andere wichtige Unterschied zwischen psychischen und physischen Erkrankungen ist der Unterschied in den diagnostischen Kriterien. Die Diagnose einer physischen Erkrankung beruht auf Kriterien, die im großen und ganzen objektiv sind. Sie beruht auf Merkmalen, die gesehen, gefühlt und vor allen Dingen gemessen werden können, wobei es natürlich immer gewisse Fehlermöglichkeiten gibt. Demgegenüber sind die Kriterien, die zur Diagnose psychischer Erkrankungen herangezogen werden, so vage, daß es keine objektive Übereinstimmung zwischen den verschiedenen psychiatrischen Lehrmeinungen gibt. Dennoch sind die Folgen einer psychiatrischen Etikettierung sehr viel gravierender.

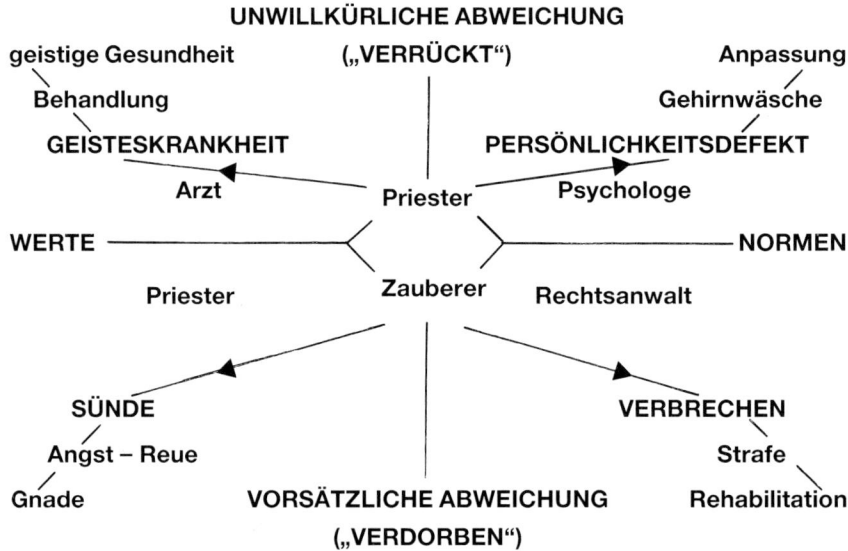

Die psychiatrische Diagnose

Es gibt einige körperliche Erkrankungen, die gelegentlich an das Fachgebiet der Psychiater grenzen. Dazu gehören zum Beispiel Verhaltensstörungen bei Hirntumoren, toxische Psychosen nach Drogen- oder Medikamenteneinnahme, unerkannte Vitamin-B12-Mangelzustände und der Altersschwachsinn. Doch sobald ein Hirntumor diagnostiziert wird, fällt er in den Zuständigkeitsbereich der Neurologen und Neurochirurgen; Vergiftungen oder Stoffwechselstörungen werden an andere Spezialisten überwiesen, und das Versagen des Gehirns bei älteren Menschen ist eher etwas für den Gerontologen als für den Psychiater.

Psychische Erkrankungen werden meist auf der Grundlage ungewöhnlicher, inakzeptabler oder "abweichender" Verhaltensmuster diagnostiziert. Ungewöhnliche Traurigkeit heißt Depression, ungewöhnliche Besorgtheit Angstneurose, ungewöhnliche sexuelle Betätigung Perversion; der unakzeptable Drang zum kleinen Diebstahl wird Kleptomanie genannt, der übermäßige oder nicht tolerierbare Gebrauch von Drogen heißt Alkoholismus oder Sucht. In gewissem Sinne ist die Psychiatrie die anerkannte Methode zur Kontrolle abweichenden Verhaltens. Dabei wird nicht in Abrede gestellt, daß die Depression durch einen bisher unbekannten biologischen Defekt verursacht sein könnte. Es wird weithin angenommen, daß das bei manisch-depressiven Erkrankungen der Fall ist, doch zwingt uns der gegenwärtige Stand unserer Unwissenheit, die Diagnose aufgrund von Symptomen und Verhaltensweisen zu treffen, anstatt objektive Tests heranzuziehen.

Nicht immer ist klar, ob unerwünschte Verhaltensweisen vorsätzlich (verdorben) oder unwillkürlich (verrückt) sind. Bisweilen erscheint die Entscheidung darüber, ob ein Mensch ins Krankenhaus oder ins Gefängnis eingesperrt wird, weitgehend zufällig. Tatsächlich gibt es viele unglückliche Menschen, die beides am eigenen Leib erfahren haben. Darüber hinaus schwingt bei manchen psychiatrischen Etiketten ein moralischer Unterton mit, zum Beispiel Perversion, Psychopathie, asoziales Verhalten.

In einem Leitartikel im *Lancet* 1976 wurde die Frage "Ist Trauer eine Erkrankung?" erörtert und folgender Schluß gezogen: "... der wichtigste Grund, die Trauer als eine Erkrankung zu betrachten, besteht darin, daß sie dadurch zu einem legitimen Gegenstand medizinisch-wissenschaftlicher Untersuchungen würde. ... Gerade in diesem Punkt gibt es den größten Widerstand seitens der Medizinanarchisten, die das Eindringen der organisierten medizinischen Vorsorge in das, was Illich den natürlichen Tod nennt, genauso beklagen wie das Eindringen in Bereiche wie Geisteskrankheiten und Drogenabhängigkeit". Schließlich wird in dem Leitartikel eine großzügige Freigabe von Beruhigungsmitteln an die Hinterbliebenen gefordert.[32]

Gott, Engel oder diverse Fabeltiere zu sehen, wird von ungläubigen Ärzten als "Halluzination" bezeichnet – ein Gläubiger würde dies "Vision" nennen. Einige eklektische Psychiater geben sich je nach den Umständen mit beiden Etiketten zufrieden. "Visionen" sind Halluzinationen, die als sozial zuträglich erachtet werden, während "Halluzinationen" die Visionen getäuschter Individuen sind. "Sprichst du mit Gott, dann betest du; spricht Gott mit dir, dann bist du schizophren."[33]

Ackerknecht beschrieb im Jahr 1943 psychopathologische Diagnosen als einen "modernen Ersatz für moralische Normen und Urteilsvermögen".[34] Verhaltensweisen, denen keine Mehrheit frönt und die der Staat nicht befürwortet, werden für psychopathologisch erklärt. Die Übertragung von bürgerlich-moralischen Vorstellungen auf medizinische Diagnosen geschieht in den meisten Fällen versteckt, allerdings scheint bei genauerer Betrachtung meist die zugrundeliegende sittliche Haltung durch. Der Mißbrauch der Psychiatrie in der Sowjetunion zur Gängelung der Dissidenten ist zwar berüchtigt, aber keineswegs ein Einzelfall.

Der Wahnsinn des Etikettierens

Die Einteilung von Erkrankungen ändert sich ständig. Neue Krankheiten werden entdeckt und alte fallengelassen. Da Diagnosen nicht durch strenge, objektive Kriterien bestätigt werden müssen, läuft besonders die Psychiatrie Gefahr, Krankheiten zu erfinden.

Nur wenige wissen heute, was unter dem Begriff Drapetomanie zu verstehen war ("drapeta" = entlaufener Sklave). Diese Krankheit grassierte im letzten Jahrhundert unter schwarzen Sklaven im Süden der Vereinigten Staaten. Das Hauptsymptom war "ein unwiderstehlicher Drang wegzulaufen". Dieses Verhalten wurde als völlig unvernünftig angesehen. "Vom Weißen zur Arbeit gezwungen, vollführt er die ihm zugeteilte Aufgabe ungestüm und unachtsam. Er tritt die Pflanzen, die er pflegen soll, mit Füßen oder schneidet sie mit seiner Hacke durch, er zerbricht seine Werkzeuge, und alles, was er anfaßt, macht er kaputt."[35]

Latinismen und Gräzismen verleihen zweifelhaften Begriffen Substanz. Agoraphobie (agora = Versammlung oder Marktplatz), die Angst, auf die Straße zu gehen; Klaustrophobie (claustrum = geschlossener Raum), die Angst, eingeschlossen zu werden; Thanatophobie (thanatos = Tod), die Angst vor dem Sterben. Griechisch-Kenntnisse sind bei der Beschreibung neuer Erkrankungen besonders wertvoll: Silurophobie, die Angst vor Katzen; Kynophobie (häufig bei Briefträgern), die Angst vor Hunden; Arachnophobie, die Angst vor Spinnen; Iatrophobie (durchaus verständlich), die Angst vor Ärzten; Ergophobie, die Angst vor der Arbeit; oder Phobophobie, die Angst vor der Angst. Nur die allgemeine Unkenntnis der klassischen Literatur hat der Verbreitung solch nützlicher Etiketten Einhalt geboten. Es liegt uns fern zu behaupten, daß Menschen, die überängstlich sind oder in gewissen Situationen unruhig werden, kein echtes Problem hätten; auf der anderen Seite muß ein solches Problem noch lange keine "Krankheit" sein.

Im *British Medical Journal* erscheint seit längerem eine Kolumne, in der eine Art Lebensberatung aus zweiter Hand betrieben wird. Dort geben Experten Ratschläge bei schwierigen Problemen, mit denen Ärzte konfrontiert werden, wobei man bisweilen den Eindruck hat, daß es sich eigentlich um die eigenen Probleme der Ärzte handelt, die aber Patienten zugeschrieben werden. "Eine Frau, 29 Jahre alt, hat sich schon immer vor Krankenhäusern, Ärzten und Krankenschwestern gefürchtet. Sie fürchtet nicht die Schmerzen, Unbequemlichkeiten oder diagnostischen Maßnahmen usw., sondern die Macht, die Ärzte und Krankenschwestern über sie ausüben. Sie ist sich sehr wohl im klaren darüber, daß ihre Angst übertrieben ist, kann sie aber nicht überwinden. Welche Behandlung würden Sie vorschlagen?" Der Experte bietet folgenden Trost an: "Die Phobie dieser Frau sollte am besten durch eine direkte Konfrontation mit der Situation behandelt werden. ... es wäre bei dieser Patientin vielleicht das beste, zumindest anfänglich wöchentliche therapeutische Sitzungen durchzuführen..."[36]. Angst vor Ärzten und trotzdem gesund? Aber nein! Die Iatrophobie erfordert eine professionelle Behandlung.

Vor kurzem wurde im *British Journal of Psychiatry* eine neue Krankheit beschrieben, "asneezia" (vom Englischen sneeze = niesen; es gibt bestimmt ein besseres griechisches Äquivalent, "Aptarmose" zum Beispiel). Diese Erkrankung zeichnet sich aus durch das Ausbleiben des Niesens oder die Unfähigkeit zu niesen. Manche Patienten mit "asneezia" wurden durch Elektroschock-Therapie von diesem betrüblichen Leiden geheilt. Gesundheit! Von seiner Entdeckung begeistert, fordert der Autor eine eingehende Untersuchung dieser geheimnisvollen Störung, "da dies ein Licht auf den Entstehungsmechanismus einer ganzen Reihe wichtiger psychiatrischer Erkrankungen werfen könnte".[37] Vielleicht, vielleicht aber auch nicht!

Der berühmte französische Neurologe Gilles de la Tourette, Schüler von Charcot, versuchte, Ordnung in das "Chaos der Chorea-Erkrankungen" zu bringen. Er beschrieb eine Abart des nach ihm genannten Syndroms, die er als identisch mit der malayischen Erkrankung "Latah", einer sibirischen Krankheit namens "Miryachit" und der sogenannten "Sprung-Krankheit" der franko-kanadischen Holzfäller aus der Gegend des Moosehead-Sees in Maine erachtete.

Die zuletzt genannte Krankheit, auch bekannt unter dem Namen "der springen-
de Franzose aus Maine", gibt seither den Psychiatern Rätsel auf, und mehrere
Fälle sind in der amerikanischen Literatur beschrieben worden. Die klassische
Beschreibung stammt von dem Entdecker Dr. George M. Beard: "Ich fand zwei
'Springer' die in einem Hotel beschäftigt waren. Mit einem machte ich folgende
Experimente:

1. Während er auf einem Stuhl saß und mit einem Messer seinen Tabak zurecht-
schnitt, schlug ich ihm hart auf die Schulter und befahl 'wirf'. Wie aus der Pistole
geschossen warf er das Messer, das in einem gegenüberliegenden Balken
steckenblieb...

2. Kurz danach wollte er seine Pfeife mit Tabak füllen. Ich schlug ihm erneut auf
die Schulter und befahl 'wirf'. Er schleuderte Tabak und Pfeife mindestens fünf
Meter weit ins Gras...

3. ... Ich schlug ihm ohne Vorwarnung auf die Schulter oder auf den Rücken
oder trat ihn leicht; jedesmal, wenn er so geschlagen wurde, zog er seine
Schultern etwas nach oben ..."

Der andere Fall: "Ein sechzehnjähriger Junge ... sprang auf, wenn er irgendein
plötzliches und unerwartetes Geräusch hinter sich hörte, und schlug oder warf
etwas, wenn man es ihm befahl. Ich profitierte davon, daß die Menschen im
Hotel ihn andauernd reizten und ärgerten, so daß er einen verstohlenen,
argwöhnischen und verängstigten Anblick bot, als ob er jeden Moment
befürchtete, daß man ihn springen läßt."[38]

In dieser Gegend gab es eine Ballade, in der "die Springer" von Maine gefeiert
wurden. Der Held dieser Ballade litt so stark an den Anfällen, daß seine Frau
jedesmal, wenn die Sirene des vorbeifahrenden Nachtzuges pfiff, ein blaues Auge
davontrug. Nach sechzehn blauen Augen führte seine "Erkrankung" zu erzwun-
gener Enthaltsamkeit.[39]

Miryachit wurde zuerst von zwei amerikanischen Seeleuten in einem Bericht
über ihre Sibirienreise beschrieben, der dem damaligen *Surgeon General*, William

A. Hammond, auffiel.[40] Die Seeleute hatten Albernheiten beobachtet, die denen der Holzfäller von Maine sehr ähnlich waren. Wenn der Kapitän vor dem Gesicht eines Stewards plötzlich in die Hände klatschte, "klatschte der Steward in genau der gleichen Weise, schaute böse und ging weg". Als sich die Seeleute nach dem Grund für dieses ungewöhnliche Benehmen erkundigten, sagte der Kapitän: "Miryachit", was übersetzt heißt: "er spielt nur den Verrückten". Möglicherweise führte gerade die Unkenntnis der russischen Sprache dazu, daß in Hammonds "*Index Medicus*" eine neue Erkrankung unter der Bezeichnung "Miryachit" auftauchte.

Die chirurgische Behandlung des diagnostischen Etiketts

Die Folgen solch lachhafter Etikettierungen sind keinesfalls immer gutartig, und ihre schädliche Wirkung beschränkt sich nicht immer auf die Stigmatisierung der "Erkrankten". In einem kürzlich von einem Professor der Neurochirurgie an der Universität Harvard mitherausgegebenen Buch berichten drei Neurochirurgen über "transventrikuläre anteriore Hypothalamotomie bei der stereotaktischen Behandlung der Hedonie"[41]. Der Artikel beginnt: "Die Verhaltensstörung, die sich in einem zügellosen Drang manifestiert, persönliche Bedürfnisse zu befriedigen und ein angenehmes Gefühl der Befriedigung zu erlangen, kann 'Hedonie' genannt werden. ... Die klinischen Erscheinungsformen der Hedonie sind je nach ihrer gesellschaftlichen Annehmbarkeit und Klassifikation verschieden. Dies bezieht sich nicht nur auf übertriebenes Rauchen, Tabakonismus, sondern auch auf den übermäßigen Hang zu gutem Essen und Trinken, Lukullianismus und Bacchismus. Einige hedonische Erscheinungsformen wie Toxikomanie und Alkoholismus stören die bestehende soziale Ordnung und gefährden sie manchmal erheblich...". Diese Ärzte führten Gehirnoperationen an Menschen durch, die rauchten oder tranken und in einem Fall "nymphoman" waren.

Soweit uns bekannt ist, hat es weltweit kein einziges Wort des Protestes von Neurochirurgen gegebenen, von denen bestimmt selbst einige an Lukullianismus, Bacchismus und anderen Perversionen leiden. Diese Haltung ist gefährlich. "In Zukunft wird ein Kind, das lacht, während das Grundgesetz vorgelesen wird, nicht mehr wie bisher zur Strafe ohne Kaugummi in die Ecke geschickt; es muß nunmehr auf den Operationstisch, wo die schuldige Gehirnwindung oder Drüse oder Geschwulst oder was auch immer herausgeschnitten wird."[42]

1967 veröffentlichten zwei Neurochirurgen und ein Psychiater eine Abhandlung mit dem Titel "Die Rolle von Hirnerkrankungen bei Aufruhr und Gewalt in den Städten". Ihr Ziel war die "eingehende Erforschung und klinische Untersuchung" von Menschen, die an Unruhen beteiligt gewesen waren. Dem ganzen lag die unausgesprochene Annahme zugrunde, daß soziale Unruhen in einer Hirnanormalität wurzeln würden, die man chirurgisch beheben könne.[43]

Im Jahr 1973 brachte der Psychiater Paul Lowinger ein geheimes Projekt ans Licht, das nach den Rassenunruhen in Detroit Anfang der siebziger Jahre an der Lafayette-Klinik, einem Universitätsinstitut für die neuropsychiatrische Forschung und Ausbildung, ins Leben gerufen worden war. Das Projekt hatte das Ziel, die Gefangenen ("psychisch Kranke") einer experimentellen Amygdalotomie zu unterziehen, also einer Operation am Gehirn.[44] Der verantwortliche Neurologe, Ernst Rodin, befürwortete die Psychochirurgie bei "dummen Jungen", die zu Gewalt neigen, wenn man sie als "ebenbürtig" behandelt. Da es allerdings nicht auszuschließen ist, daß nach der Gehirnoperation "der nun hoffentlich friedfertige Dummkopf eine ähnlich dumme junge Frau befruchten und so weitere dumme und aggressive Nachkommen in die Welt setzen könnte", war Rodin dafür, ihn gleichzeitig zu kastrieren.[45] Letzten Endes ist es dem Eingreifen Lowingers und dem daraus resultierenden Gerichtsverfahren sowie vergleichbaren Verfahren zu verdanken, daß in den Vereinigten Staaten Kontrollkomitees für medizinische Experimente und ungeprüfte Behandlungsstrategien - auf dieser Seite des Atlantiks Ethikkommissionen genannt - eingerichtet wurden.

Daß ein Experiment wie die Tuskegee-Studie über den natürlichen Verlauf einer unbehandelten Syphilis bei schwarzen Amerikanern überhaupt durchgeführt werden durfte, macht erst richtig klar, wie notwendig solche Kontrollen sind. Im

Rahmen dieser Studie wurde zunächst 400 Armen, die mit Syphilis-Spirochae-ten infiziert waren, eine Behandlung vorenthalten. Anschließend wurde der Verlauf der Erkrankung über vierzig Jahre beobachtet. Für die Teilnahme an der Studie erhielten die Patienten 100 Dollar und das Versprechen einer Gratisbeer-digung. Zwischen 1932, als die Studie begonnen wurde, und 1972 sind in me-dizinischen Fachzeitschriften viele Artikel erschienen, die auf diese Beobachtun-gen zurückgehen. Erst als jemand, der in einer untergeordneten Position an der Studie beteiligt war, "die Notbremse zog" und den wirklichen Charakter der Studie publik machte, wurde sie beendet. Die Untersuchung war unter der Schirmherrschaft des US-Gesundheitsamtes und des *Surgeon General* durchge-führt worden.[46] Zwar nehmen heutzutage die führenden medizinischen Zeit-schriften die ethischen Aspekte der ihnen zur Veröffentlichung eingereichten Manuskripte sehr ernst, doch nach wie vor ist beständige Wachsamkeit erforder-lich.

Das Übersetzungsspiel

Den medizinischen Wortschatz durch einen neuen Namen zu bereichern, bedeutet nicht immer eine Bereicherung medizinischen Wissens. Neue Namen für Erkrankungen tarnen oft nur unsere Unkenntnis. Wer mit Beschwerden über Kopfschmerzen während des Geschlechtsverkehrs in die Praxis kommt, wird möglicherweise beruhigt sein, wenn er hört, daß er nur an einer "koitalen Zephalgie" leidet, also an Kopfschmerzen während des Geschlechtsverkehrs. In ähnlicher Weise wird aus Nasenbluten Epistaxis, aus schweren Monatsblutun-gen ein Fall von Menorrhagie, aus einem blauen Fleck eine Ekchymose und aus einem verlausten Kopf ein Fall von Pediculosis capitis. Flüchtige Schmerzen im After können den vornehmen Namen Proctalgia fugax bekommen. Gräzismen oder Latinismen auszusprechen verleiht dem Arzt den Anschein, den Dämon der Krankheit zu beherrschen. Doch leider ist der Geist längst aus der Flasche entwichen, und der Doktor kennt weder die Ursache noch die richtige Behandlung für die Erkrankung. In den weisen Worten von Doktor Benway in Burroughs *Naked Lunch* ausgedrückt: "Eine Behandlung als symptomatisch zu bezeichnen heißt, daß es keine gibt."

Mittelchen gegen Haarausfall fanden bei Männern mittleren Alters schon immer einen guten Absatzmarkt, da ihr Selbstwertgefühl anscheinend von der Dichte der Haare auf ihren Köpfen abhängt. Zumindest eine Pharmafirma wirbt für eine teure, verschreibungspflichtige Behandlung für die grauenvolle Krankheit Alopecia androgynica, d.h. Kahlheit beim Mann. Daran wird sich die Firma eine goldene Nase verdienen, aber warum sollten sich Ärzte daran beteiligen, ihren bedauernswerten "Patienten" an die 2000 Mark im Jahr für ein Haarwuchsmittel aus der Nase zu ziehen? Um es glatzklar zu sagen: Frauen sind schlauer als Männer, sie verschwenden ihr Geld nicht für Haarwuchsmittel, sondern sie kaufen sich Perücken.

Schlußfolgerung

Ohne ein diagnostisches Etikett ist das Los des Menschen keine Angelegenheit der Ärzte mehr. Deshalb sind solche Etiketten die Voraussetzung der ärztlichen Tätigkeit. Da Ärzte ihr Unwissen im allgemeinen nur sehr ungern eingestehen, geraten sie in Versuchung, zu "diagnostizieren", Menschen falsche Etiketten aufzudrücken und "Nicht-Krankheiten" zu erfinden. Auch wenn man sich sagt, daß zweifelhafte Etiketten den Bedürfnissen des Patienten gerecht werden, bleiben sie allzuoft am Patienten kleben.

Ein wichtiges Merkmal der "Nicht-Erkrankungen" haben wir bisher außer acht gelassen: sie sind unheilbar. Da sie unheilbar sind, hat eine Therapie keinen erdenklichen Nutzen. Jegliche therapeutische Aktivität, die sich gegen eine "Nicht-Erkrankung" richtet, ist schädlich; manchmal ist der Schaden beträchtlich.

Literatur:

1. Sackett, D. L., Haynes, R. B., Tugwell, P.: Clinical Epidemiology. Little Brown, Boston (1985).

2. McWhinney, I. R.: An Introduction to Family Medicine. Oxford Univ. Press, London (1981).

3. Elstein, A. S., Shulman, L. S., Sprafka, S. H.: Medical Problem Solving. Harvard Univ. Press, Cambridge, Mass. (1978).

4. Macartney, F. J.: Diagnostic logic. Br. Med. J. 295, 1325-1331 (1987).

5. McCormick, J. S.: Diagnosis: the need for demystification. Lancet II, 1434-1435 (1986).

6. Thomas, K. B.: The consultation and the therapeutical illusion. Br. Med. J. I, 1327-1328 (1978).

7. Thomas, K. B.: General practice consultations: is there any point in being positive? Br. Med. J. 294, 1200-1202 (1987).

8. Scheff, T. U.: Decision rules, types of error, and their consequences in medical diagnosis. In: Tuckett, D., Kaufert, J. M. (Eds.): Basic Readings in Medical Sociology. Tavistock Publications, London (1978) (Reprinted from: Behavioural Science 8, 97-107 {1963}).

9. Meador, C. K.: The art and science of non-dissease. New Engl. J. Med. 272, 92-95 (1965).

10. Hart, F. D.: The importance of non-disease. Practitioner 211, 193-196 (1973).

11. Garland: quoted by Sheff (see 6) (1969).

12. Gross, F.: The emperor's clothes syndrome. New Engl. J. Med. 285, 863 (1971).

13. Weinstein, R. A., Stamm, W. E.: Pseudoepidemics in hospital. Lancet II, 862-864 (1977).

14. Impact of swine non-flu. Editorial. Lancet II, 1029 (1982).

15. Gwee, A. L.: Koro: its origin and nature as a disease entity. Singapore Med. J. 9, 3-6 (1968).

16. Chong Tung Mun: Epidemic koro in Singapore. Br. Med. J. I, 640 (1968).

17. Gwee, A. L.: Koro - a cultural disease. Singapore Med. J. 4, 119-122 (1963).

18. Hes, J. P., Nassi, G.: Koro in a Yemenite and a Georgian Jewish immigrant. Confinia Psychiatrica 20, 180-184 (1977).

19. Berrios, G. E., Morley, S. J.: Koro-like symptome in a non-Chinese subject. Br. J. Psychiat. 145, 331-334 (1984).

20. Kolata, G.: Obesity declared a disease. Science 227, 1019-1020 (1985).

21. Gordon, T., Doyle, S. T.: Weight and mortality in men: the Albany study. Int. J. Epidemiol. 17, 77-81 (1988).

22. MacMahon, S. W., Leeder, S. R.: Blood pressure levels and mortality from cerebrovascular disease in Australia and the United States. Am. J. Epidemiol. 120, 865-875 (1984).

23. Veterans Administration Co-operative Study Group: Effects of treatment on morbidity in hypertension II. Results in patients with diastolic pressure averaging 90 through 114 mmHg. JAMA 213, 1143-1152 (1970).

24. Medical Research Council Working Party: MRC trial of treatment of mild hypertension: principal results. Br. Med. J. 291, 97-104 (1985).

25. Medical Research Council Working Party: Adverse reactions to bendrofluazide and propranolol. Lancet II, 539 (1981).

26. Messerli, F. H., Ventura, H. O., Amodeo, C.: Osler's maneuver and pseudo-hypertension. New Engl. J. Med. 312, 1548-1551 (1985).

27. Haynes, R. B., Sackett, D. L., Taylor, D. W., Gibson, E. S., Johnson, A. L.: Increased absenteeism from work after detection and labelling of hypertensive patients. New Engl. J. Med. 299, 741-744 (1978).

28. Steptoe, A., Melville, D.: Mental health and hypertension. Lancet II, 457-458 (1984).

29. Logan, A. G.: Mental health and hypertension. Lancet II, 597 (1984).

30. More on hypertension labelling: Editorial. Lancet I, 1138-1139 (1985).

31. Milne, B. J., Logan, A. G., Flanagan, P. T.: Alteration in health perception and life-style in treated hypertensives. J. Chronic. Dis. 38, 37-45 (1985).

32. Is grief an illness?: Editorial. Lancet II, 134 (1976).

33. Szasz, T.: The Second Sin. Doubleday, New York, 101 (1973).

34. Ackerknecht, E. H.: Psychopathology, primitive medicine and primitive culture. Bull. Hist. Med. 14, 30-67 (1943).

35. Dysaesthesia aethiopica: Editorial. Medical Times & Gazette 34, 472-473 (1856).

36. Br. Med. J. 293, 26 (1986).

37. Shukla, G. D.: Asneezia - a hitherto unrecognized psychiatric symptom. Br. J. Psychiat. 147, 564-565 (1985).

38. Beard, G. M.: Experiments with the 'jumpers'of Maine. Popular Science Monthly 18, 170-173 (1880).

39. Kunkle, E. C.: The 'jumpers' of Maine. Past history and present status. J. Maine Med. Assoc. 56, 191-193 (1965).

40. Hammond, W. A.: Miryachit, a newly described disease of the nervous system. N. Y. Med. J. 39, 191-192 (1884).

41. Sweet, W. H., Obrador, S., Martin-Rodriquez, J. G. (Eds.): Neurological treatment in psychiatry, pain, and epilepsy. University Park Press, Baltimore (1977).

42. Mencken, H. L.: Prejudices. Sixth Series, J. Cape, London (1928).

43. Erwin, F., Mark, V., Sweet, W.: Role of brain disease in riots and urban violence. JAMA 201, 895 (1967).

44. Lowinger, P.: Two comments on psychosurgery. New Engl. J. Med. 316, 114 (1987).

45. Breggin, P. R.: Psychosurgery for political purposes. The Duquesne Law Review 13, 841-862 (1975).

46. Jones, J. H.: Bad Blood: the Tuskegee Syphilis Experiment. The Free Press, New York (1981).

Kapitel 4

DIE VORSORGE

Der Trugschluß, Vorbeugen sei immer besser als Heilen

Die Beschäftigung mit der Gesundheit scheint ein hervorstechendes Merkmal unseres auslaufenden Jahrhunderts zu sein. Dies hat zu einem verstärkten Interesse an der Gesundheitsvorsorge geführt; dabei stehen in der reichen Welt die koronare Herzkrankheit und der Krebs im Vordergrund, obwohl sie mehr und mehr durch so vage Begriffe wie gesundes Leben und Gesundheitsförderung verschleiert werden. "Seltsam, daß das Leben so schwierig geworden ist, wo doch das Sterben sogar den Experten auf die einfachste Weise gelingt" (Erwin Chargaff).

Die Vorsorge hat ihren Preis, und manchmal ist der Preis astronomisch. Indem wir zu Hause bleiben, können wir den Tod durch Verkehrsunfälle vermeiden. "Die Axt im Haus erspart zwar manchmal den Zimmermann", aber das muß nicht unbedingt für jedermann und jede vorbeugende Maßnahme zutreffen. Es kann unklug sein, sich Dutzende von Werkzeugen zu besorgen, um einen einzigen Zimmermannsbesuch zu vermeiden. Ebenso können in einem solchen Fall die Kosten der Werkzeuge deutlich über dem Lohn des Zimmermanns liegen.

Viele vorbeugende Maßnahmen beruhen auf einem Vermeidensverhalten, und während der Verzicht auf Zigaretten mit entgangenem Genuß bezahlt wird, bringt er immerhin einen finanziellen Vorteil mit sich. Die Kosten für andere präventive Strategien sind dagegen nicht immer genau zu bemessen, sie können aber beträchtlich sein. Das trifft insbesondere für Vorsorgeuntersuchungen zu. Die dabei durchgeführten Maßnahmen werden zwar gemeinhin als Prävention bezeichnet, sind aber in Wirklichkeit nichts dergleichen: sie dienen der frühen Diagnose einer Erkrankung. Die Kriterien, nach denen eine mögliche Vorsorgeuntersuchung zu beurteilen ist, wurden von Wilson und Jungner klar dargelegt[1], aber sie werden von den Enthusiasten häufig mißachtet. Ein Kriterium ist zum Beispiel, daß die Krankheit sowohl häufig als auch schwer sein sollte und daß eine effektive Behandlung möglich ist; andere wichtige Kriterien betreffen die Tests zum Nachweis der Krankheit. Wenn eine Krankheit in der untersuchten Population selten ist, werden auch gute Tests eine große Anzahl falsch positiver Ergebnisse erbringen; man muß jedem dieser Fälle nachgehen, was nicht nur zusätzliche Kosten, sondern auch unnötige Ängste und überflüssige, oft schädliche diagnostische Maßnahmen mit sich bringt. Krebsvorsorgeuntersuchungen im allgemeinen, und die für Brust- und Gebärmutterhalskrebs im besonderen, können zu einem schlechten Gesundheitszustand und der Verschwendung wertvoller Ressourcen beitragen.

Da schließlich der Tod die unvermeidbare Folge der Empfängnis ist, können die krankhafte Beschäftigung mit seiner Vermeidung und der Zustand heiligen Schreckens, den eine solche Angst hervorruft, die Lebensqualität beeinträchtigen.[2]

Der Trugschluß, dem Tod ein Schnippchen schlagen zu können

Der Irrglauben, man könne den Tod betrügen, wurde von den Aposteln einer geänderten Lebensweise verkündet. Es mag sich vielleicht für diejenigen, die sich mit Populationen befassen, lohnen, die statistische Verteilung der Todesursachen zu verschieben, doch wenn dies nicht mit einer Verlängerung des sinnvollen und zufriedenen Lebens einhergeht, ist es bedeutungslos.

Alle Lebewesen haben eine biologische Lebensspanne: Pflanzen, Fische, Tiere und auch Menschen. Während die obere Grenze der Lebensspanne des Menschen bei bis zu 116 Jahren liegen kann, beträgt der Median, also die häufigste biologische Lebensspanne, etwa 85 Jahre. Einige von uns können für einen Tod vor dem siebzigsten Geburtstag programmiert sein, und nur wenigen ist ein über hundertjähriges Leben vorherbestimmt. Dieses Programm ist festgelegt in unseren Genen und ist zumindest zur Zeit nicht veränderbar. Alte Menschen sterben oft *mit* und nicht *an* einer Erkrankung.

In der reichen Welt nähert sich die Lebenserwartung der Neugeborenen langsam der biologischen Lebensspanne. Aus dieser Sicht ist der Nutzen, der aus solchen momentan unrealisierbaren Zielen wie Besiegen des Krebs erwächst, relativ gering. Könnte man den Krebs bei Menschen im Alter zwischen 15 und 65 Jahren heilen, so verlängerte sich rechnerisch die mittlere Lebenserwartung der Gesamtbevölkerung um sieben Monate.[3] In Schweden beträgt das mittlere Alter der Männer, die an Krebs sterben, 74 und für alle anderen Todesursachen 76 Jahre; für Frauen liegt das mittlere Sterbealter an Krebs bei 75 und für alle anderen Ursachen bei über 80 Jahren. Das mittlere Alter bei Tod durch koronare Herzerkrankung beträgt für Männer 76 und für Frauen 82 Jahre![4]

In seinen Überlegungen über die zukünftige Entwicklung der Lebenserwartung sagte Fries einen Rückgang nicht nur der Mortalität (Sterblichkeitsziffer), sondern auch der Morbidität (Erkrankungsziffer) voraus: das heißt, wir würden länger leben und "gesund" sterben, wenn unsere Zeit gekommen ist.[5] Leider lehrt die Erfahrung eher, daß es weniger wahrscheinlich ist, "gesund" und ohne Schmerzen zu sterben, als daß sich der Tod schmerzhaft hinauszögert. Der Tod an Altersschwäche ist weder schnell noch angenehm. Den Tod hinauszuzögern, ist nicht gleichbedeutend mit Verlängerung des Lebens.

Die Sprache der Vorsorge-Enthusiasten ist häufig maßlos. Nach Williams besteht die "unrealistische Erwartung, daß man - trotz der Mißachtung ärztlicher Ratschläge zu Risikofaktoren, Übergewicht, Rauchen und Alkohol - der Strafe für seine Genußsucht doch irgendwie entgehen könnte".[6] In Wirklichkeit entgehen aber die meisten der Strafe sehr wohl, obwohl keiner dem Tod entrinnt.

Der Wirtschaftskorrespondent der *Sunday Times* sprach für alle, die sich nichts vormachen lassen: "Was mich auf die Palme bringt, ist nicht so sehr die tobende Intoleranz der Antirauchergruppen - so schwer dies in Anbetracht einiger ihrer sonstigen Verhaltensweisen auch zu ertragen ist -, sondern die ungeheure und arrogante intellektuelle Unredlichkeit ihrer medizinischen Untergruppe. ... 'Hör auf zu rauchen und lebe' ... Keiner ihrer medizinischen Weisen macht sich die Mühe, klar die Alternativen auszusprechen. Mit welchen Alternativen kann ich rechnen? Ich habe den Verdacht, daß die Alternativen weder wesentlich angenehmer noch sonderlich lebensverlängernd sind. ... Was ich überhaupt nicht leiden kann, ist die platte Annahme der Medizinmänner, daß ich dumm genug bin, ihre halbgaren Argumente kritiklos zu schlucken."[7]

Unwissenheit setzt Grenzen

Vorbeugung hat eigentlich nur dann eine Chance, effektiv zu sein, wenn die Ursache einer Krankheit klar ist. Da wir jetzt die Ursachen fast aller infektiösen und parasitären Krankheiten kennen, sind wir in der Lage, den meisten von ihnen vorzubeugen. Wir wissen, wie man Masern und Malaria, AIDS und Schistosomiasis vorbeugen kann; die Tatsache, daß diese Krankheiten nicht völlig verhindert werden, ist nicht das Ergebnis der Unwissenheit, sondern des fehlenden Umsetzens unseres Wissens in richtiges Handeln. Dagegen sind wir aufgrund unseres Wissens in der Lage, vieles zu verhindern: die schädlichen Auswirkungen einer Vitamin-C-armen Ernährung (Skorbut), die schädlichen Wirkungen einer genetischen Veranlagung, die es Säuglingen unmöglich macht, Phenylalanin zu verstoffwechseln (Phenylketonurie), und die krankmachenden Folgen eines Versagens der Schilddrüsenhormon-Produktion (Schilddrüsenunterfunktion). Dagegen sind wir aufgrund unseres Unwissens kaum in der Lage, die meisten Krebserkrankungen und die koronare Herzkrankheit zu verhindern.

Der Trugschluß von der multifaktoriellen Genese

Nicht selten werden epidemiologische Daten über einen Zusammenhang mißbraucht, indem man glaubt, der Zusammenhang impliziere *Kausalität*. Das kommt besonders häufig bei Erkrankungen unbekannter Ursache vor. In der modernen Epidemiologie wurde der Begriff "Ursache" durch die statistische Assoziation mit sogenannten Risikofaktoren ersetzt.

Stehbens unterstreicht, daß Risikofaktoren wie zum Beispiel ein hoher Cholesteringehalt im Blut keine Ursachen der koronaren Herzkrankheit sind, sondern vielmehr Begleiterscheinungen, wie es Husten, Luftnot und Fieber bei einer

Lungenentzündung sind. Sümpfe sind nicht die Ursache der Malaria, und obwohl die Trockenlegung der Sümpfe ihr Auftreten lokal vermindern kann, läßt sie sich nur dadurch ausrotten, daß man die wahre Ursache findet. Vorbeugende Maßnahmen (analog zur Trockenlegung der Sümpfe) und Zuwachs an Wissen (analog zur Beschreibung der Anopheles-Mücke als Überträgerin der Malariaparasiten) durcheinanderzubringen, "verschleiert die Klarheit, Präzision und Logik der wissenschaftlichen Methode und führt sowohl Forscher in anderen Disziplinen als auch die Öffentlichkeit in die Irre. Es ist genauso unberechtigt, verbessernde Faktoren als heilende zu bezeichnen".[8]

Es ist schwierig, den Begriff der Ursache zu definieren. Selbst einfache Beispiele, wie ein Schlag auf den Kopf durch einen herunterfallenden Hammer, zeigen dies. Die unmittelbare Ursache, also der fallende Hammer, ist zwar sowohl hinreichend als auch notwendig, aber die vorangehenden Ursachen haben damit zu tun, daß man sich im richtigen Moment unter dem Baugerüst befand, und sie können bis zum Zufall der Geburt zurückverfolgt werden. Ohne sie gäbe es die Möglichkeit nicht, auf diese Weise bewußtlos geschlagen zu werden.

In der Medizin hat es sich eingebürgert, Erkrankungen, für die keine notwendige oder hinreichende Ursache bekannt ist, als "multifaktoriell bedingt" zu bezeichnen. Das gilt insbesondere für manche Krebserkrankungen und die koronare Herzerkrankung. Diese Vorstellung leitet sich von der Tatsache ab, daß viele Faktoren in Zusammenhang mit einer erhöhten Wahrscheinlichkeit für die Entwicklung einer Erkrankung stehen; dennoch ist die Anwendung des Begriffs multifaktoriell auf die Ätiologie einer Erkrankung eine Tautologie, die zu Verblendung und wirklichkeitsfremden Erwartungen geführt hat. Alle Erkrankungen haben einen multifaktoriellen Ursprung. Eine Infektionskrankheit ist nicht die zwangsläufige Folge des Kontakts mit pathogenen Organismen; viele andere Bedingungen müssen erfüllt sein, ehe der Mensch erkrankt. Verkehrsunfälle hängen vom Zusammentreffen vieler Faktoren ab, Faktoren, die so verschieden sind wie Blutalkohol, Reizbarkeit und Temperament, Sehkraft und Wetter. Aber niemand spricht bei Verkehrsunfällen von einer "multifaktoriellen" Ätiologie; dieser Ausdruck wird Erkrankungen mit unbekannter Ätiologie vorbehalten. Der Ausdruck ist ein Synonym für "unbekannt", also ein Euphemismus für Unwissenheit.

Erfolgreiche Vorsorge

Vorsorgemaßnahmen werden am ehesten dann Erfolg haben, wenn sie nicht davon abhängen, daß der einzelne sein Verhalten ändern muß. Die großen Veränderungen der Mortalität in der reichen Welt sind durch Maßnahmen wie Verbesserung der Kanalisation, ausreichende Ernährung und bessere Wohnbedingungen bewirkt worden. Malaria bekämpft man am besten dadurch, daß man die Umwelt von Moskitos befreit, anstatt sich darauf zu verlassen, daß die Menschen unter Moskitonetzen schlafen oder prophylaktisch Medikamente einnehmen.

Leider hängen die meisten erfolgreichen Vorsorgemaßnahmen von einer Verhaltensänderung ab. Auch Impfmaßnahmen setzen voraus, daß Mütter ihre Babys zum Arzt oder in die Klinik bringen. Wenn man vom Aidsvirus nicht angesteckt werden will, muß man seine Partner sorgfältig auswählen und Kondome benutzen. Wenn man im Straßenverkehr nicht umkommen will, muß man einen Sicherheitsgurt oder einen Sturzhelm tragen. Wenn man nicht ertrinken will, muß man schwimmen lernen.

Unser Verhalten richtet sich größtenteils nach den Menschen, mit denen wir leben wollen oder müssen. Wenn alle rauchen, wird auch jedes Kind lernen zu rauchen, wenn der Alkohol ein fester Bestandteil des Feierns ist, wird jeder trinken, wenn Keuschheit als altmodisch gilt, wird Promiskuität zur Regel werden. Soziale Normen verändern sich mit der Zeit, allerdings relativ langsam und in großen Bevölkerungsgruppen nicht überall gleich. Es hat dreißig Jahre gedauert, bis das Rauchen von normalem Verhalten über Normabweichung zur Sünde wurde. Zu einem guten Teil verbreitet die Gesundheitserziehung Halbwahrheiten und Schreckensmeldungen, die kurzfristig zwar nur wenig Einfluß auf das Verhalten haben, aber längerfristig ernstzunehmende Auswirkungen haben können. Das beste Beispiel dafür ist die geänderte Einstellung der Gesellschaft gegenüber dem Rauchen.

Angst ist am wirksamsten, wenn man erst vor kurzem eine gehörige Dosis Todesangst abbekommen hat, meistens in Form eines Herzinfarkts. Die besten bei Raucherentwöhnung publizierten Ergebnisse wurden bei Patienten nach der Entlassung aus einer Herzüberwachungsstation erzielt.[9] Andererseits führt die Angst als Mittel der Gesundheitserziehung oft zum Fatalismus. Versuche, junge Menschen, für die der Tod in ferner Zukunft liegt, abzuschrecken, sind auffallend erfolglos und manchmal destruktiv.

Die Gesetzgebung hat einigen Einfluß auf das Verhalten, doch kommt sie meistens erst dann zustande, wenn die Mehrheit der Wähler ihre Gewohnheiten schon geändert hat: ein Beispiel ist die Gurtanlegepflicht. Die Gesetzgebung unterstützt die Vorsorge auch bei der Nahrungsmittelkontrolle und der Trinkwasserversorgung.

Das vorherrschende - und utopische - Ziel der Gesundheitsförderung ist die Ausschaltung der koronaren Herzerkrankung und des Krebses. Es gibt jedoch auch andere Ursachen des vorzeitigen Todes und der Körperbehinderung, wie Unfälle und einige Kinderkrankheiten, die mit sehr viel größerer Wahrscheinlichkeit vermeidbar wären.

Koronare Herzerkrankung

Seit dem zweiten Weltkrieg hat die koronare Herzerkrankung sowohl für die Ärzte als auch für die Bevölkerung enorm an Bedeutung gewonnen. Sie wird häufig als die moderne Epidemie bezeichnet, obwohl bereits James Mackenzie um die Jahrhundertwende in seiner Allgemeinpraxis in Burnley sehr viele solcher Fälle gesehen hat.[10]

Die Epidemiologen haben ihr Interesse durch die Untersuchung von Faktoren bekundet, die mit einer erhöhten Wahrscheinlichkeit, eine koronare Herzerkrankung zu entwickeln, *zusammenhängen*, sogenannte Risikofaktoren. Risikofaktoren – besser Risiko-Indikatoren genannt, um zu betonen, daß sie mit einer erhöhten Wahrscheinlichkeit zu erkranken einhergehen und nicht unbedingt eine kausale Beziehung dazu haben – sind in zahlreichen prospektiven und Fallkontrollstudien beschrieben worden. Zur Zeit liegt die Beschreibung von etwa 300 Risikofaktoren für die koronare Herzerkrankung vor, und die Liste wird jeden Tag länger. Zu diesen Risikofaktoren zählen nunmehr: Zigarettenrauchen, erhöhtes Cholesterin, hoher Blutdruck, Übergewicht, Zuckerkrankheit, niedriger HDL-Cholesterin-Spiegel, hoher LDL-Cholesterin-Spiegel, Selen, Thiazid-Diuretika, Alkohol, Bewegungsarmut, kein Mittagsschlaf, zuwenig Fisch (insbesondere Makrelen), in Schottland zu leben, Englisch als Muttersprache zu haben, stark unter Phobien zu leiden, überpünktlich zu sein, keinen Lebertran einzunehmen und zu schnarchen. Zu den wichtigen Assoziationen zählen das Alter, männlichen Geschlechts zu sein, das Vorkommen der Erkrankung in der Familie, und – wohl am wichtigsten, weil veränderbar – arm zu sein in einer reichen Welt.

Weil "Risikofaktoren" mit einer geänderten Erkrankungswahrscheinlichkeit in Zusammenhang stehen, hat man angenommen, daß eine Änderung der "Risikofaktoren" die Todes- und Erkrankungsrate vermindern würde. Das führte wiederum zu dem Glauben, daß es eine gute Sache wäre, "Risikofaktoren" in gesunden Populationen ausfindig zu machen. Das hat sich jedoch als gefährliche Täuschung herausgestellt.[11] Gefährlich deshalb, weil eine Änderung von "Risikofaktoren" wenig Gutes bewirkt und manchmal Schaden anrichten kann.

Beweise, daß geänderte "Risikofaktoren" die koronare Herzerkrankung eindämmen

Der Einfluß geänderter Risiko-Indikatoren läßt sich am besten in kontrollierten Studien nachweisen. In einer solchen Studie wird bei der Hälfte der Studiengruppe der Risikostatus durch eine "Intervention" verändert, während die andere Hälfte wie bisher lebt; beide Gruppen werden nachuntersucht, um zu sehen, ob sie erkrankt sind oder nicht. Bisher haben sich fast alle Studien mit

Männern mittleren Alters befaßt, bei denen das Risiko einer koronaren Herzer-krankung relativ hoch ist. Solche Studien sind schwierig durchzuführen und teuer, weil sie eine große Anzahl von Teilnehmern erfordern, die über viele Jah-re beobachtet werden müssen.

Fünf große Interventionsstudien, bei denen mehrere Risikofaktoren in Betracht gezogen wurden, befaßten sich alle mit Männern mittleren Alters. Die Dauer der Nachbeobachtung betrug zwischen fünf und zwölf Jahren.[12] Die Risikofaktoren, die durch eine "Intervention" verändert wurden, waren Diät, Rauchen und Blutdruck; in zwei Studien wurde außerdem noch versucht, das Gewicht zu reduzieren und die körperliche Aktivität zu erhöhen. Die Ergebnisse nach 828.000 Mannjahren Studiendauer waren wie folgt: In den Interventionsgrup-pen starben 1015 Männer an koronarer Herzerkrankung im Vergleich zu 1049 in den Kontrollgruppen; insgesamt gab es 2909 Tote in den Interventionsgrup-pen und 2947 in den Kontrollgruppen, ein Unterschied von 38: das heißt, 4 Tote weniger pro 10.000 Männer und Jahr. Ein so geringer Unterschied bewegt sich durchaus im Rahmen des Zufalls.

Besonders in Amerika konzentriert sich das Hauptinteresse auf das Cholesterin, und jedem wird nahegelegt, nicht nur seinen Blutdruck, sondern auch noch seinen Cholesterinspiegel zu kennen. Bisher gab es drei große Studien, die sich mit der medikamentösen Verminderung des Cholesterinspiegels bei Männern mittleren Alters befaßten, deren Cholesterinspiegel im oberen "Normbereich" lag. Die Ergebnisse nach 115.176 Mannjahren der Beobachtung waren wie folgt: In den Interventionsgruppen starben 92 an koronarer Herzerkrankung, in den Kontrollgruppen 100; *insgesamt* 275 Todesfälle in den Interventionsgruppen, aber nur 240 in den Kontrollgruppen. Mit anderen Worten: Die medikamentöse Senkung des Cholesterinspiegels hat nicht nur keine gute, sondern womöglich eine schädliche Wirkung gehabt.

Alterskorrigierte Sterblichkeit an konorarer Herzerkrankung, dargestellt nach Regionen in Finnland in den Jahren 1961-87; Männer zwischen 35 und 64 Jahren (Dreijahres-Mittelwerte).

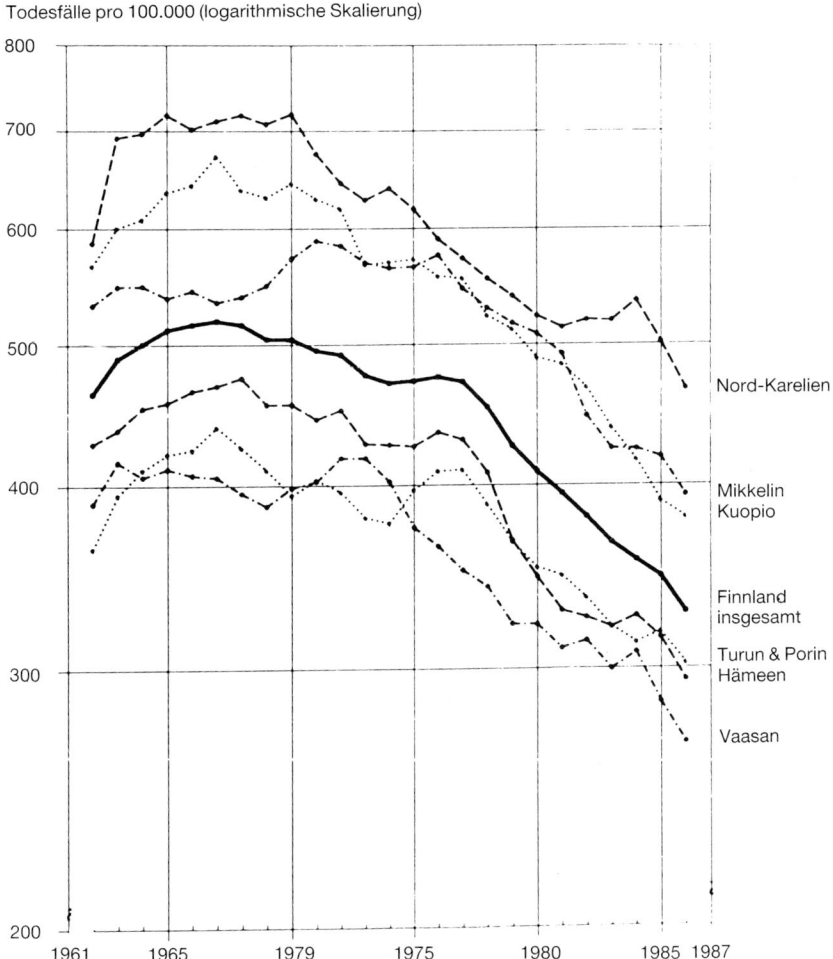

Todesfälle pro 100.000 (logarithmische Skalierung)

Die Abbildung beruht auf Daten des Statistischen Zentralamtes Finnland und wurde übernommen mit der Zustimmung von Tapani Valkonen, Soziologisches Institut, Universität Helsinki.

Wie bereits besprochen (siehe S. 82), ist der andere Hauptrisiko-Indikator ein erhöhter Blutdruck. Es hat den Anschein, daß sich ein etwaiger Nutzen auf die Reduktion der Schlaganfälle beschränkt; mit Ausnahme der seltenen Fälle mit sehr hohen Blutdruckwerten verringert eine Blutdrucksenkung nicht das Auftreten der koronaren Herzerkrankung.

Diejenigen, die die Suche nach Risiko-Indikatoren für sinnvoll halten und an die Vorbeugung der koronaren Herzerkrankung glauben, berufen sich häufig auf das Nord-Karelien-Experiment. Nord-Karelien ist ein Gebiet in Finnland, das die höchste bekannte Sterblichkeit an koronarer Herzerkrankung aufweist. In Nord-Karelien wurde eine bevölkerungsweite Kampagne zur Reduktion der Risikomarker durchgeführt, und die Ergebnisse wurden mit einer Nachbarregion, Kuopio, verglichen. Es zeigte sich, daß zwar die Mortalität in Nord-Karelien sank, aber sie sank auch in Kuopio und in allen anderen Teilen Finnlands, wo es überhaupt keinen Versuch zur Veränderung des Risiko-Status gegeben hatte.[13]

Das andere Argument, das häufig zugunsten des Aktivismus angeführt wird, ist die Abnahme der Mortalität in den USA, Australien und in einigen anderen englisch-sprachigen Ländern - eine Abnahme, die einer gesünderen Lebensweise zugeschrieben wird sowie einer geänderten Ernährung, einer Einschränkung des Rauchens, der Behandlung des Blutdrucks und möglicherweise der besseren medizinischen Versorgung von Herzinfarkten. Diesen Daten liegen Angaben aus Totenscheinen zugrunde. Kürzlich zeigte eine sorgfältig durchgeführte Studie in Minnesota keine Änderung der Herzinfarkthäufigkeit zwischen 1970 und 1980; im selben Zeitraum soll die Häufigkeit in den Vereinigten Staaten insgesamt gesunken sein.[15] Trotz einer Abnahme der bekannten "Risikofaktoren" nimmt in Schweden die Sterblichkeit an koronarer Herzerkrankung bei Männern zwischen 40 und 74 Jahren zu![14] Ein anderer Befund, der nicht ins Bild paßt, ist die Tatsache, daß sich in mehreren Ländern die Sterblichkeitsraten bei Männern und Frauen gegensätzlich entwickeln.[16]

Die Tatsache, daß es in Studien nicht gelungen ist, einen Nutzen bei Männern mittleren Alters nachzuweisen, hat man mit dem Argument zu erklären versucht, daß die Interventionen einfach zu spät kamen; das ist denkbar, aber der Mangel an Beweisen sollte einen nachdenklich stimmen. Es ist jedoch einleuchtender, daß der Nachweis, daß dieser Erkrankung vorgebeugt werden kann, deshalb gescheitert ist, weil wir zu wenig über ihre Ursache wissen. Die lange Liste der Risiko-Indikatoren ist ein Zeugnis unserer Unwissenheit und nicht ein Beweis unseres Wissens. Die koronare Herzerkrankung ist möglicherweise keine einheitliche Erkrankung; bei relativ jungen Männern könnte der Herzinfarkt eine andere Ursache haben als bei achtzigjährigen Frauen, und beide Formen können sich von der Form unterscheiden, die Brustschmerzen bei körperlicher Belastung (Angina pectoris), aber keinen Herzinfarkt hervorruft.

Unter diesen Umständen würden routinemäßige Gesundheitsüberprüfungen, bei denen Blutdruck, Gewicht und Cholesterin gemessen werden, eher schaden als nützen. Es ist denkbar, daß uns zukünftige Forschungsergebnisse - wahrscheinlich eher im Labor als durch Epidemiologen gewonnen - in die Lage versetzen werden, Hochrisikogruppen zu identifizieren, für die es sichere und wirksame Möglichkeiten zur Risikoverminderung und Vorbeugung der Erkrankung gibt. Bis dahin sollten die Ärzte ihre Tätigkeit darauf beschränken, diejenigen zu beraten, die hilfesuchend zu ihnen kommen. Es ist vernünftig, vom Rauchen abzuraten, insbesondere starken Kettenrauchern, und wenn in der Familie Fälle von koronarer Herzerkrankung in jungen Jahren vorkommen, ist es ratsam, Cholesterin und andere Blutfette zu bestimmen. Aber es gibt keine Berechtigung für groß angelegte Vorsorgeuntersuchungen (Massenscreening) oder landesweite Interventionen zur Änderung der Eßgewohnheiten.

Krebsvorsorgeuntersuchungen

Viele Menschen leiden an ernsten Erkrankungen, ohne es zu wissen, da sie keine Symptome verspüren. Vorsorgeuntersuchungen sind Maßnahmen, bei denen eine symtomlose Population oder Gruppe Testverfahren unterzogen wird, um eine Erkrankung in einem frühen Stadium zu diagnostizieren. Damit solche

Testverfahren zum Erfolg führen, müssen sie zwischen Erkrankten und Nicht-Erkrankten unterscheiden können. Außerdem muß eine wirksame Behandlungsmethode zur Verfügung stehen, die die Erkrankung entweder heilen oder ihr Fortschreiten verhindern wird. Kein Test ist vollkommen; alle sind mit "falsch positiven" (eine Erkrankung wird diagnostiziert, obwohl sie nicht besteht) und "falsch negativen" (die Erkrankung wird nicht gefunden, obwohl sie vorhanden ist) Ergebnissen behaftet. Allerdings kann ein nicht ganz vollkommener Test akzeptabel werden, wenn der Nutzen einer Frühdiagnose den Schaden überwiegt, den eine Fehldiagnose nach sich zieht.

Die Begründung der Krebsvorsorgeuntersuchungen liegt in der Annahme, daß eine Frühdiagnose im präsymptomatischen Stadium die Wahrscheinlichkeit für die Heilung der Krebserkrankung erhöht. Diese Annahme ist mit Sicherheit nicht allgemein gültig; die Heilbarkeit hängt von der Art des Tumors ab und davon, ob er dazu neigt, früh zu metastasieren, das heißt, ob er bösartige Zellen absondert, die sich in entfernten Teilen des Körpers festsetzen und sogenannte "Tochtergeschwülste" bilden. Die Art des Tumorwachstums ist ein sehr viel stärkerer Prognosefaktor für den Verlauf als der Zeitpunkt der Diagnose, egal ob relativ früh oder relativ spät.

Gute Testmethoden haben hohe positive und negative Vorhersagewerte; das heißt, sie geben eine verläßliche Antwort auf die Frage: "Hat die betreffende Person die Erkrankung oder nicht?". Leider hängt die Fähigkeit eines Tests, diese Frage zu beantworten, auch von der tatsächlichen Häufigkeit (Prävalenz) der gesuchten Erkrankung in der untersuchten Population ab. Eines der größten Probleme bei Krebsvorsorgeuntersuchungen ist das relativ seltene Vorkommen der Erkrankung in der Population, die untersucht werden soll. Bei Frauen ist der Brustkrebs die häufigste Krebsart, doch erbringt die Untersuchung von tausend "gesunden" Frauen im Alter über 50 lediglich zwei bis drei Fälle. Die Erkrankung ist noch viel seltener bei jüngeren Frauen. Weder "Pap-Abstriche" noch die Mammographie noch die Untersuchung des Stuhls auf unsichtbare Blutspuren entsprechen den Anforderungen an einen guten Test. Der positive prädiktive

Wert dieser Tests liegt zwischen 1% und 10%, das heißt, von 100 "positiven" Tests sind 90 bis 99 "falsch positiv".

Ein anderes großes Problem bei Krebsvorsorgeuntersuchungen ist die Notwendigkeit der Wiederholung. Bei Vorsorgeuntersuchungen für Gebärmutterhalskrebs geht die Tendenz dahin, die Untersuchung immer jüngerer Frauen in immer kürzeren Abständen zu empfehlen. Das erhöht aber die Wahrscheinlichkeit, daß eine Frau irgendwann in ihrem Leben das Opfer eines "falsch positiven" Ergebnisses wird.

Brustkrebs-Vorsorgeuntersuchungen

Die Grundüberlegung bei Brustkrebs-Vorsorgeuntersuchungen könnte einen fatalen Denkfehler enthalten. Denn bis der bösartige Tumor tastbar wird (etwa 1 cm im Durchmesser), wächst er im Durchschnitt bereits seit acht Jahren. Eine frühere Diagnose durch eine Mammographie, zum Beispiel zwei Jahre früher, kann nur dann von Wert sein, wenn sich die Ausbreitung des Tumors in andere Teile des Körpers auf die Jahre sechs bis acht beschränkt. Es besteht aber kein Grund zu der Annahme, daß das im allgemeinen der Fall ist. Manche Tumoren wachsen viel schneller und andere viel langsamer. Schnell wachsende Tumoren tauchen daher häufig als "Intervallkrebse" auf, also Krebserkrankungen, die zwischen zwei Vorsorgeuntersuchungen auftreten und daher "übersehen" werden.

Werden Frauen mit Brustkrebs über eine lange Zeit nachuntersucht, so zeigt sich, daß sie noch nach mehr als dreißig Jahren nach der ursprünglichen Diagnose an den Metastasen sterben können.[17] Vielleicht ist der Brustkrebs in den meisten Fällen schon zum Zeitpunkt der Diagnosestellung unheilbar, und die Überlebenschancen hängen von der Art des Tumors und nicht von Art und Zeitpunkt der Behandlung ab. Die Begeisterung für Vorsorgeuntersuchungen begann nach der Veröffentlichung der Ergebnisse der ersten Studie (die Health-Insurance-Plan (HIP)-Studie), obwohl onkologische Gesellschaften bereits seit vielen Jahren die Wichtigkeit der frühen Diagnose unterstrichen und sich für die Brustselbstuntersuchung eingesetzt hatten.[18] Seither sind die Ergebnisse von drei weiteren Studien erschienen. Die folgende Tabelle faßt die Ergebnisse aller randomisierten, kontrollierten Mammographiestudien zusammen.

Nutzen der Mammographie			
HIP (New York)	Zwei Landkreise (Schweden)	U.K.	Malmö
Senkung des relativen Risikos, an Brustkrebs zu sterben			
35%	29%	14%	5%
Senkung des absoluten Risikos, an Brustkrebs zu sterben			
0,02%	0,008%	0,006%	0,001%
Wieviele Frauen müßten an einer Vorsorgeuntersuchung teilnehmen, damit eine davon profitiert?			
5061	12.755	18.315	67.568

Der vielleicht überraschendste Befund ist die Feststellung, daß in dem Maße, wie sich die Technik der Mammographie verbessert hat, der Nutzen der Vorsorgeuntersuchung zurückgegangen ist; in den beiden zuletzt durchgeführten Studien war der Nutzen nicht mehr statistisch signifikant.

Wenn also der Nutzen in kontrollierten Studien gering oder gar nicht vorhanden ist, wie verhält es sich dann mit dem Schaden? Der körperliche Schaden kann in zwei Erscheinungsformen auftreten: in der "Überdiagnose", die eine unnötige Brustamputation oder andere Eingriffe zur Folge hat, und in unnötigen Biopsien (Gewebeprobenentnahmen), die den Nachweis erbringen sollen, daß eine mammographisch nachgewiesene Veränderung kein Krebs ist. In der in Edinburgh und Guildford durchgeführten United-Kingdom (U. K.)-Studie wurden in der untersuchten Gruppe 51% mehr Brustkrebsfälle diagnostiziert (und vermutlich behandelt) als in der Kontrollgruppe. Eine ähnliche "Überdiagnose" wurde in der Zwei-Landkreis-Studie (40%) und in der Malmö-Studie (30%) beobachtet. In den Vereinigten Staaten ist die Häufigkeit der Brustamputation dramatisch gestiegen. Sie liegt viel höher als in Großbritannien, obwohl sich das Vorkommen und die Sterblichkeit an Brustkrebs in den beiden Ländern kaum unterscheiden.[19]

Weil die moderne Mammographie schon kleine Veränderungen ungewisser Art und Prognose aufdecken kann, steigt die Häufigkeit von Biopsien, die ihrerseits zu Mastektomien führen können, um "auf Nummer sicher zu gehen". Sollte die Mammographie in Großbritannien allgemein eingeführt werden, wie es der Forrest-Ausschuß vorgeschlagen hat, so könnte man jedes Jahr mit einer Größenordnung von 100.000 "falsch positiven" Diagnosen rechnen, mit der Folge vieler unnötiger Biopsien und einem unbekannten Anteil unnötiger Brustoperationen.

Vorsorgeuntersuchungen dieser Art führen zusätzlich zum körperlichen Schaden unvermeidlich zu psychischen Schäden. Den Patienten, die einen Krebs haben, aber nicht von der frühen Diagnosestellung profitieren konnten, bürdet die Vorsorgeuntersuchung zusätzliche "Krebsjahre" auf: das heißt Jahre, in denen sie wissen, daß sie die Erkrankung haben, und sich unnötig ängstigen. Ohne Diagnose wären sie symptomlos geblieben. Schwerwiegender, weil so viele davon betroffen sind, ist die Last unnötiger Angst, die durch "falsch positive" Diagnosen erzeugt wird. Sie kann psychische Wunden hinterlassen, die viel langsamer heilen als die Biopsiewunde.

Die Mammographie ist ein schlechtes Untersuchungsverfahren, da ihr positiver prädiktiver Wert in einer symptomlosen Population gering ist - zwischen 5 und 10%. Das heißt, daß nur 5 bis 10 von 100 "positiven" Mammogrammen tatsächlich positiv sind. Da dieses Vorsorgeverfahren im Laufe eines Lebens mehrfach wiederholt werden muß, kumulieren die Chancen, irgendwann das

Opfer eines "falsch positiven" Ergebnisses zu werden. Falls sich die jetzige Regierung in Großbritannien dafür entscheidet, die Empfehlungen des Forrest-Berichts zu akzeptieren, nach denen dieses Vorsorgeverfahren allgemein zugänglich gemacht werden sollte, könnte dies mehr schaden als nützen. Es zieht jedoch auch noch andere Probleme nach sich, die wir nicht angesprochen haben. Insbesondere gibt es das Problem der Ausbildung des Personals, das die Auswertung der großen Anzahl von Mammogrammen sowie die hohe Qualität der Auswertung sicherstellen soll. Die Erfahrung von hochspezialisierten medizinischen Einheiten ist nicht unbedingt auf den gesamten medizinischen Dienst übertragbar.

Gebärmutterhalskrebs-Vorsorgeuntersuchungen

Gebärmutterhalskrebs ist sehr viel seltener als Brustkrebs. Die Sterberate liegt bei weniger als einem Sechstel gegenüber der Rate beim Brustkrebs. Außerdem unterscheidet er sich vom Brustkrebs dadurch, daß er sich besser behandeln läßt, weil er sich lokal ausbreitet, anstatt Fernmetastasen zu bilden.

Die Begeisterung für Vorsorgeuntersuchungen auf diesem Gebiet hat vor etwa zwanzig Jahren nach der Veröffentlichung von Ergebnissen einer Studie in British Columbia begonnen. Sie schlug so hohe Wellen, daß sich manche Ärzte dazu verleiten ließen, das völlige Verschwinden dieser Erkrankung vorauszusagen. Die Ergebnisse der British-Columbia-Studie veranlaßten daraufhin andere Wissenschaftler, den Verlauf der Sterblichkeit an dieser Erkrankung auch in anderen Gegenden zu untersuchen, einschließlich der Teile Kanadas, in denen Vorsorgeuntersuchungen unüblich waren und wo es keine organisierten Programme gab. Die Wissenschaftler kamen zu dem Ergebnis, daß die Mortalität in allen anderen Provinzen Kanadas genauso schnell zurückgegangen war. Sie ging auch in anderen Ländern zurück, in denen es keine organisierten Vorsorgeprogramme gab.[20]

Die breite Zustimmung für diese Form der Prävention hält an und hat ein Klima geschaffen, in dem es unmöglich war, ähnliche kontrollierte Studien durchzuführen wie die zur Abschätzung des Wertes von Vorsorgeuntersuchungen zur Brustkrebserkennung. Infolgedessen hat man sich in der Diskussion über den Wert von Gebärmutterhalskrebs-Vorsorgeuntersuchungen damit begnügen müssen, die Daten von verschiedenen Ländern zu vergleichen, ohne den Vorteil der Kontrolle störender Faktoren zu haben.

Diese Vorsorgeuntersuchungsmethode beruht auf Gebärmutterhalsabstrichen oder "Pap"-Tests, so genannt nach Dr. George Papanicolaou. Dabei kratzt oder bürstet der Arzt oder die Schwester Schleimhaut-Zellen vom Gebärmutterhals ab, wobei besonders auf die Öffnung des Kanals von der Vagina zur Gebärmutter geachtet wird. Das Abgekratzte wird anschließend auf einen Objektträger aufgetragen, angefärbt und auf verdächtige Zellen untersucht. Während dieses Vorgehens gibt es viele Fehlermöglichkeiten. Vielleicht wird der entscheidende Teil des Gebärmutterhalses beim Abstrich nicht getroffen, vielleicht gehen die wichtigen Zellen bei der Übertragung auf den Objektträger verloren. Die Abstriche werden von Ärzten oder vom Assistenzpersonal beurteilt, wobei entweder auffällige Zellen übersehen oder normale Zellen als anomal beschrieben werden können. Aus diesen Gründen ist die Methode mit "falsch negativen" Ergebnissen belastet.

Das andere große Problem bei diesem Test besteht darin, daß, obwohl die Häufigkeit dieser Krebsart gering ist, die Abstriche vieler Frauen Zellen aufweisen, die als nicht normal angesehen und von manchen für Vorläufer einer bösartigen Veränderung gehalten werden. Die Bedeutung dieser "abnormalen" Zellen ist noch immer unklar; man weiß zwar mit Sicherheit, daß viele von ihnen verschwinden, aber ihre Existenz verursacht zumindest Angst und kann zu Kolposkopie (eine nähere Untersuchung des Gebärmutterhalses mit einer Lupe), Biopsie (die Gewebeprobe aus dem Gebärmutterhals zur mikroskopischen Untersuchung) und manchmal sogar zu noch drastischeren Maßnahmen wie einer Gebärmutterentfernung führen, um "auf Nummer sicher zu gehen". Diese "Abnormalitäten" sind sehr viel häufiger als die Erkrankung, was Alwyn Smith, den früheren Präsidenten der Gesellschaft für Sozialmedizin, zu der Feststellung veranlaßt hat, daß "es absurd ist, eine Vorsorgeuntersuchung so zu betreiben, daß für jede Frau, bei der das Risiko einer ernsten Erkrankung besteht, an die 40 Patientinnen für ein teures und womöglich riskantes Verfahren überwiesen werden".[21] Einem Leitartikel im *Lancet* zufolge wurden in England und Wales für jeden Fall von Gebärmutterhalskrebs mit tödlichem Ausgang, der vermeintlich durch Vorsorgeuntersuchungen verhindert wurde, 40.000 Abstriche und 200 Biopsien durchgeführt.[22]

Während der Nutzen dieses Verfahrens zweifelhaft ist, ist der Schaden sicher. Erst kürzlich haben zwei britische Studien gezeigt, daß die "Diagnose" einer "vorbösartigen" Erkrankung bei einem Großteil der Frauen ernstzunehmende negative psychosexuelle Konsequenzen hatte. Viele waren "am Boden zerstört" oder "überwältigt", manche verloren an Gewicht, und manche begannen, über Vorbereitungen für ihr Begräbnis nachzudenken.[23] [24]

Eine regelmäßig im *British Medical Journal* erscheinende Kolumne heißt "Persönliche Ansicht". Kürzlich beschrieb eine Dozentin der medizinischen Soziologie ihre Erfahrung mit einem Gebärmutterhalsabstrich. Nachdem ihr Hausarzt sie angerufen hatte, um ihr mitzuteilen, daß ihr Abstrich "positiv" sei und sie einen Termin für eine Kolposkopie vereinbaren solle, reagierte sie wie folgt: "Meine eigene Reaktion auf diese Nachricht hat mich überrascht, wo ich doch daran glaube, daß die Früherkennung eines Krebses eine ausgezeichnete Prognose mit sich bringt. Einige Tage lang konnte ich an nichts anderes denken als an den Tod". Nach der Biopsie hat sie schwer geblutet (keine seltene Komplikation) und mußte ins Krankenhaus eingewiesen werden, wo ein unerfahrener Arzt ihr sagte, daß das Blutgerinnsel einen sechs Wochen alten Fötus enthalten hätte: etwas, von dem sie wußte, daß es auf keinen Fall stimmen konnte. Die Biopsiewunde wurde verschorft, und unter Vollnarkose wurde eine Erweiterung des Cervikalkanals und eine Kurettage der Gebärmutter vorgenommen. Während ihres Krankenhausaufenthaltes wurde sie von drei verschiedenen Gynäkologen betreut, aber von keinem erhielt sie eine befriedigende Auskunft. Einige Wochen später wurde bei ihr eine Laserbehandlung durchgeführt, der wiederum schwere Blutungen folgten. Sie sagte zum Schluß: "Ich beschwere mich darüber, daß man mich nicht vor den möglichen Nebenwirkungen gewarnt hat und daß ich nicht darüber informiert wurde, daß die Vorsorgeuntersuchung ihre eigenen Risiken für die körperliche und psychische Gesundheit birgt. Ich würde zwar immer noch darin einwilligen, aber dann wäre es eine Einwilligung nach ausreichender Aufklärung."[25]

Die notorischen Neinsager

In der Wissenschaft gibt es keine Gewißheit, doch wäre es absurd, sich durch das Fehlen der Gewißheit von jeglicher Handlung abhalten zu lassen; alle unsere täglichen Handlungen sind umgeben von Ungewißheiten. So ist es schwierig, an großen Populationen Studien durchzuführen, die den Nutzen einer geänderten Lebensweise überzeugend belegen würden. Das hat zu einem Konflikt geführt, bei dem es eher um Meinungen als um Fakten geht.

Auf der einen Seite gibt es diejenigen, die glauben, daß unser gegenwärtiger Wissensstand, so unvollkommen und unvollständig er auch sein mag, genügend Beweise dafür liefert, für Verhaltensänderungen zu plädieren, die weit über Ratschläge zum Rauchen hinausgehen. Diese Leute werden argumentieren, daß skeptische Stimmen die notwendigen gesundheitspolitischen Maßnahmen behindern und damit viele Menschen zu unnötigem Leid und einem frühen Tod verurteilen. Die Sprache in dieser Auseinandersetzung gleicht oft mehr der einer Wahlveranstaltung als einer akademischen Diskussion, und diejenigen, die Zweifel äußern, werden "notorische Neinsager" genannt. Wir freuen uns, zu ihnen gezählt zu werden.

Vorsorgeparodien

Die Medizin hat sich traditionell mit Krankheiten befaßt und dem kranken Menschen die Möglichkeit einer Heilung in Aussicht gestellt und ihm Betreuung und Versorgung zugesichert. Sie hat aber in letzter Zeit ihre Grenzen erweitert, beschäftigt sich nun auch mit der Gesundheit und macht sich dabei zunehmend falscher Versprechungen schuldig.

Selbst für den gut Informierten kann die Entscheidung schwierig sein, welche Gesundheitsratschläge er befolgen soll. Um Brustkrebs zu vermeiden, ist es angebracht, vor dem zwanzigsten Lebensjahr schwanger zu werden; um Gebärmutterhalskrebs zu vermeiden, ist es angebracht, Jungfrau zu bleiben. Das führt allerdings zu weiteren Problemen: Kinderlose Frauen haben ein erhöhtes Risiko für Dickdarmkrebs und Krebs des Gebärmutterkörpers.

G.S. Myers hat folgendes Bild eines Menschen mit einem niedrigen Risiko für koronare Herzerkrankung entworfen: Er wäre "... ein verweichlichter städtischer Angestellter oder Leichenbestatter, physisch und geistig träge und ohne Spritzigkeit, Ehrgeiz oder Konkurrenzdenken, der niemals versucht hätte, irgendeinen Termin einzuhalten; ein Mann ohne Appetit, der sich von Obst und Gemüse ernährt, das er mit Maisöl und Walfischtran anmacht; ein Nichtraucher, der den Besitz von Radio, Fernsehen oder Auto verschmäht, mit vollem Haarschopf, aber dürr und unathletisch, doch ständig bestrebt, seine kümmerlichen Muskeln zu trainieren. Mit niedrigem Einkommen, Blutdruck, Blutzucker, Harnsäurespiegel und Cholesterin, hat er seit seiner prophylaktischen Kastration Vitamin B2 und B6 und über längere Zeit Blutverdünnungsmittel eingenommen".[26] Dr. Howard hat die Person mit möglichst niedrigem Risiko für einen Herzanfall beschrieben als "eine fahrradfahrende, arbeitslose, untergewichtige Zwergin vor den Wechseljahren, mit niedrigen Beta-Lipoproteinen und Blutfetten, die beengt in einem Zimmer auf der Insel Kreta vor dem Jahr 1925 lebt und sich von geschältem Getreide, Distelöl und Wasser ernährt".[27] Kein Zweifel: Sollten sich diese beiden Phantasiewesen jemals begegnen - und erfolgreich paaren -, so wären ihre Nachkommen doppelt gesegnet.

Vorsorge als Kreuzzug

Diese unterhaltsamen Phantasien haben aber einen ernsthaften Hintergrund, indem sie uns an die ideologische Einfalt der quasi-religiösen Kreuzzüge gegen die alten Feinde Sex, Drogen, Völlerei und Faulheit erinnern. W.H. Carlyon, ehemaliger Direktor der Gesundheitserziehungsprogramme der American Medical Association, hat die falschen Heilsversprechungen entlarvt: "Der unablässigen

Überprüfung des eigenen Lebensstils auf Risikofaktoren, dem Entsagen der
Freude, dem Abschütteln des alten, bösen Lebensstils und der Zuwendung zu
einem neuen, strengen Lebensstil folgt in regelmäßigen Abständen die erneute
Bestärkung des Glaubens bei quasi-religiösen Treffen der Gleichgesinnten. Der
Eifer, mit dem diese gerade Erlösten neue Konvertiten suchen, ist furchteinflö-
ßend. ... Die selbstgerechte Intoleranz einiger dieser Gesundheitsapostel grenzt
an Gesundheitsfaschismus. Geschichtlich gesehen waren die Menschen am
meisten dann gefährdet, wenn sie jemand nach seinen Vorstellungen von ihren
Möglichkeiten verbessern wollte."[28]

Diese Auffassung wurde ebenfalls von Friedson geteilt, einem amerikanischen
Soziologen, der befürchtete, daß "ein Beruf und eine Gesellschaft, die sich so
intensiv mit ihrem physischen und funktionellen Wohlergehen beschäftigt, daß
sie bürgerliche Rechte und moralische Integrität opfert, unausweichlich nach
einer "wissenschaftlichen" Umgebung streben muß, ähnlich der, die für Lege-
hennen auf modernen Hühnerfarmen erzeugt wurde - Hennen, die fleißig Eier
produzieren und keine Erkrankungen oder andere Sorgen haben". In seinem
Kommentar zu diesem Passus fügte Irving Zola, ein anderer Soziologe, hinzu:
"Es ist auch unerheblich, wenn uns anstelle des oben gezeichneten deprimieren-
den Bildes die Garantie gegeben würde, daß wir fünfzehn Zentimeter größer
würden, dreißig Jahre länger lebten oder Medikamente besäßen, die unsere
Fähigkeiten und Stärken erweiterten. Wir müßten immer noch imstande sein zu
fragen: Was nützen fünfzehn Zentimeter, in welcher Welt wird man die dreißig
zusätzlichen Jahre zubringen, oder wer wird darüber entscheiden, welche Fähigkeiten und Stärken erweitert und welche eingeschränkt werden sollen?"[29]

Die ethische Dimension

Die vorbeugende Medizin scheint von ethischen Überlegungen weitgehend
ausgenommen zu sein. Diese Ausnahme hat etwas mit der Halbwahrheit zu tun,
daß Vorbeugen besser sei als Heilen, und mit der Folgerung, daß ein offenkun-
diger Nutzen keiner ethischen Begründung bedarf. Diese Ansicht läßt die
unbequeme Wirklichkeit außer acht, daß viele vorbeugende Strategien die Mög-

lichkeit in sich bergen, mehr zu schaden als zu nützen. Sie läßt ebenfalls die Tatsache außer acht, daß manche gegenwärtigen Aktivitäten unwirksam sind. Man ist versucht, das Angestrebte mit dem Erreichten zu verwechseln.

Die Tatsache, daß die vorbeugende Medizin von ethischen Überlegungen ausgenommen ist, hat vielleicht auch etwas mit ihrer geschichtlichen Entwicklung zu tun. Sie erwuchs zunächst aus dem Interesse des Staates, seine gesunden Bürger vor Ansteckung zu schützen. Daraus ergab sich die Aussonderung von Leprakranken und die Quarantäne, die künftigen Einwanderern in die Vereinigten Staaten im Schatten der Freiheitsstatue auferlegt wurde. Die frühe vorbeugende Medizin war gleichbedeutend mit medizinischer Polizeigewalt. Im 19. Jahrhundert wurden Prostituierte von Polizeiärzten untersucht – nicht aus Sorge um ihre Gesundheit, sondern zum Schutz ihrer Kunden. Ursprünglich wirkte die Suche nach Erkrankungen wie ein Sieb, um die Gesunden und Nützlichen von den Schwachen und Nutzlosen zu trennen, sei es zugunsten von Versicherungsgesellschaften (um Risikofälle auszuschließen), Armeen (um Schwächlinge auszusondern) oder Arbeitgebern (um die Produktivität aufrechtzuerhalten). Bevölkerungsinterventionen, die das Ziel haben, die koronare Herzerkrankung und viele Krebsarten zu verhindern, sollten als Bevölkerungsexperimente angesehen und den gleichen Auflagen unterworfen werden, die für klinische Studien gelten. Daß viele solche Interventionen in Wirklichkeit Experimente sind und keinen erwiesenen Nutzen haben, geht aus der Tatsache hervor, daß sie früher und immer noch heute mit Hilfe von kontrollierten Studien untersucht werden. Wenn eine gesunde, freiwillige Versuchsperson oder ein Patient das Recht haben, voll über die Hintergründe einer Studie sowie den möglichen Nutzen und die Risiken aufgeklärt zu werden, sollte mit noch peinlicherer Genauigkeit auf die Rechte ganzer Populationen gesunder Menschen geachtet werden.

Daß die Situation eines Arztes, der einem Gesunden ein Vorsorgeprogramm anbietet, sich von der eines Arztes unterscheidet, der die Beschwerden eines Patienten behandelt, wurde in den Schriften von Thomas McKeown, Archibald

Cochrane und Peter Elwood, David Sackett und Walter Holland, Protagonisten einer wissenschaftlich exakten Epidemiologie, wiederholt hervorgehoben. Diese Tatsache blieb aber von den Organisatoren von Massenvorsorgeprogrammen weitgehend unbeachtet. Cochrane und Holland schrieben: "Wir glauben, daß es einen ethischen Unterschied zwischen der täglichen medizinischen Praxis und Vorsorgeprogrammen gibt. Wenn ein Patient seinen Hausarzt um Hilfe bittet, so wird der Doktor sein Bestes tun. Er ist nicht verantwortlich für Lücken im medizinischen Wissen. Wenn allerdings der Hausarzt Vorsorgemaßnahmen einleitet, ist er in einer ganz anderen Lage. Unserer Ansicht nach sollte er schlüssige Beweise besitzen, daß solche Maßnahmen den natürlichen Verlauf der Erkrankung bei einer nennenswerten Anzahl der Untersuchten verändern können."[30]

Die Königlichen Akademien und nun auch die Regierung Großbritanniens haben die niedergelassenen Ärzte dazu ermuntert, sich intensiver an etwas zu beteiligen, das sie als "Gelegenheits-Vorsorge" bezeichnen, also die Erweiterung einer üblichen ärztlichen Beratung um einige Vorsorgeuntersuchungen wie Blutdruckmessen, Gebärmutterhalsabstrich oder Brustuntersuchung. Weil der Nutzen allgemeiner Impfungen ihren Schaden bei weitem überwiegt, ist es ethisch vertretbar, ungeimpfte Kinder ausfindig zu machen, unter der Voraussetzung, daß die Mütter über den erwarteten Nutzen und den möglichen Schaden aufgeklärt werden. Da aber der Nutzen der üblichen Vorsorgemaßnahmen ungewiß und die Möglichkeit des Schadens beträchtlich ist, gibt es keine ausreichende ethische Rechtfertigung für solche Untersuchungen, es sei denn, der Patient verlangt sie oder seine Symptome machen sie medizinisch notwendig.

Es ist selbstverständlich, daß der Arzt bei der Behandlung von Kranken ein gewisses Minimum an therapeutischem Optimismus beibehalten sollte, doch läßt sich die Übertragung dieses Optimismus auf den Bereich der Vorsorgemedizin nicht rechtfertigen. Was dem Krebsleidenden Trost und einen Hoffnungsstrahl bietet, kann für gesunde Menschen eine Fehlinformation oder eine Lüge sein.

Literatur:

1. Wilson, J. M. G., Jungner, G.: Principles and practice of screening for disease. Public Health Papers no. 34. WHO, Geneva (1968).

2. McCormick, J. S., Skrabanek, P.: Holy dread. Lancet II, 1455-1456 (1984).

3. Tsai, Sp., Lee, E. S., Hardy, R. J.: The effect of a reduction in leading causes of death: potential gains in life expectancy. Am. J. Publ. Health 68, 966-971 (1978).

4. Jannerfeldt, E., Horte, L.-G.: Median age at death as an indicator of premature mortality. Br. Med. J. 296, 678-681 (1988).

5. Fries, J. F.: Aging, natural death, and the compression of morbidity. New Engl. J. Med. 303, 130-135 (1980).

6. Williams, P. A.: A productive history and physical examination in the prevention and early detection of cancer. Cancer 47, 1146-1150 (1981).

7. Walker, F.: Pleasures of smoking: in the end we are all dead anyway. Sunday Times, Feb. 17th (1980).

8. Stehbens, W. E.: The concept of cause in disease. J. Chron. Dis. 38, 947-950 (1985).

9. Hickey, N., Graham, I., Kennedy, C., et al.: Trends in response to antismoking advice in patients with coronary heart disease between 1961 and 1975. Irish J. Med. Sci. 150, 262-264 (1981).

10. McCormick, J. S.: James Mackenzie and coronary heart disease. J. Roy. Coll. Gent. Pract. 31, 26 (1981).

11. McCormick, J. S.: The multifactorial aetiology of coronary heart disease: a dangerous delusion. Persp. Biol. Med. 32, 103-108 (1988).

12. McCormick, J. S., Skrabanek, P.: Coronary heart disease is not preventable by population interventions. Lancet II, 839-841 (1988).

13. Salonen, J. T., Puska, P., Mustaniemi, H.: Changes in morbidity and mortality during comprehensive five-year community programme to control cardiovascular diseases during 1972-77 in North Karelia. Br. Med. J. II, 1178-83 (1979).

14. Alfredsson, L., Ahlbom, A.: Increasing incidence and mortality from myocardial infarction in Stockholm county. Br. Med. J. 286, 1931-1933 (1983).

15. Burke, G. L., Edlavitch, S. A., Crow, R. S.: The effects of diagnostic criteria on trends in coronary heart disease morbidity: the Minnesota heart survey. J. Clin. Epidemiol. 42, 17-42 (1989).

16. Thom, T. J., Epstein, F. H., Feldman, J. J., Leaverton, P. E.: Trends in total mortality and mortality from heart disease in 26 countries from 1950 to 1978. Int. J. Epidemiol. 14, 510-520 (1985).

17. Hibberd, A. D.: Surgery - prolonged survival or cure? In: Stoll, B. (ed.): Breast Cancer. Treatment and Prognosis.

18. Hoffman, F. L.: The Mortality from Cancer throughout the World. Prudential Press, Newark N. J. (1915).

19. Greenberg, E. R., Stevens, M.: Recent trends in breast surgery in the United States and the United Kingdom. Br. Med. J. 292, 1487-1491 (1986).

20. Skrabanek, P.: Cervical cancer screening: the time for reappraisal. Canad. J. Public Health 79, 86-89 (1988).

21. Smith, A.: Cervical cytology screening. Br. Med. J. 296, 1670 (1988).

22. Cancer of the cervix - death by incompetence. Editorial. Lancet II, 363-364 (1985).

23. Campion, M. J., Brown, J. R., McCance, D. J., et al.: Psychosexualtrauma of an abnormal cervical smear. Br. J. Obstet. Gynaecol. 95, 175-181 (1988).

24. Posner, T., Vessey, M.: Prevention of Cervical Cancer. The Patient's View. King's Fund Publishing Office, London (1988).

25. Britten, N.: Personal view. Br. Med. J. 296, 1191 (1988).

26. Myers, G. S.: Quoted by Zola, I. K., see ref. 29.

27. Howard: Quoted by Mould, R. F., in Medical Anecdotes, Bristol, 105 (1983).

28. Carlyon, W. H.: Disease prevention/health promotion - bridging the gap to wellness. Health Values 8, 27-30 (1084).

29. Zola, I. K.: Medicine as an institution of social control. In: Cox, C., Mead, A. (eds.): A Sociology of Medical Practice. Collier-Macmillan, London, 170-185 (1975).

30. Cochrane, A. L., Holland, W. W.: Validation of Screening Procedures, Brit. Med. Bull. 27, 3-8 (1971).

31. McCormick, J. S.: Cervical Smears: A Questionable Practice, Lancet II, 207-209 (1989).

Kapitel 5

ALTERNATIVE MEDIZIN

Die Medizin und die Magie sind seit eh und je eng miteinander verbunden gewesen, und bisweilen waren sie nicht zu unterscheiden. Plinius nahm an, daß die Magie ursprünglich der Medizin entstamme. Noch heute ist die Grenze zwischen der rationalen Medizin und der Quacksalberei fließend, nicht zuletzt weil das Medizinstudium keine Kriterien für die Ausgrenzung des Absurden liefert[1]. Zwei Dinge zeichnen die alternative Medizin aus: Erstens leitet sie sich von keinem zusammenhängenden oder etablierten Lehrgebäude ab. Zweitens wird sie keiner strengen Überprüfung unterzogen, um ihren Nutzen nachzuweisen. Die zunehmende Popularität "alternativen" Heilens reflektiert die zunehmende Unzufriedenheit mit den entmenschlichenden Aspekten der modernen technologischen Medizin und ihrer scheinbaren Vorliebe für die Heilung der Heilbaren auf Kosten der Fürsorge für die Unheilbaren. Chronisch und unheilbar Kranke sowie diejenigen, deren Symptome als eingebildet erachtet worden sind, suchen unvermeidlich bei unorthodoxen Praktikern Hilfe.

Bedauerlicherweise praktizieren nicht alle Ärzte eine rationale Medizin, und umgekehrt sind nicht alle Heiler Quacksalber. Die Wirksamkeit einer Behandlung ist dem Glauben des Therapeuten direkt proportional, und keinesfalls sind alle Heiler Betrüger. Am Ende macht es jedoch wenig aus, ob ein Heiler glaubt, daß er als Kanal für den Willen Gottes diene, oder daß er ein verkannter Galilei sei, der die "natürliche" Heilenergie entdeckt hat, oder ob er darauf aus ist, die Leichtgläubigen zu übertölpeln: Die angewandten Mittel sind in jedem Fall die gleichen. Die Vielfalt und Absurdität "alternativer" Heilungen huldigt der Kraft - weitgehend unerkannt und nicht anerkannt - des Placebo-Effektes, die bereits im ersten Kapitel beschrieben wurde. In diesem Kapitel gehen wir auf einige der Methoden der alternativen Medizin ein.

Die Natur alternativer Therapien

Schon das Fehlen exakter Diagnosen macht es unmöglich, die Behauptungen, die für diese Therapien sprechen, richtig einzuschätzen. Manche Heiler, die Christlichen Wissenschaftler zum Beispiel, leugnen, daß es überhaupt Krankheiten gibt, andere benötigen keine Diagnose, und viele haben ihre eigene Krankheitssystematik entwickelt, die für alle anderen bedeutungslos ist: Beispiele liefern die Praktiker der Homöopathie, der Ohrakupunktur oder "klassischen" Akupunktur, der Vollschen Elektrodermaldiagnose, der Osteopathie und der Chiropraktik, der Irisdiagnostik, der Kirlian-Fotografie oder des medizinischen Wünschelrutengangs.

Alternative Therapien kann man in mehrere Kategorien einteilen, die sich oft überschneiden, und es ist für "alternative" Praktiker nichts Ungewöhnliches, daß sie in ihrem "Ganzheitsanspruch" verschiedene Heilmethoden einsetzen.[2]

1. **Geistesheilung:** alle Formen der Glaubensheilung, die Christliche Wissenschaft, die Simontonsche Krebsheilung, die psionische Medizin.

2. **Arzneien:** Homöopathie, die Bachschen Blütenheilmittel, Kräuterkunde, Gewebesalze, die orale Chelation, Urintherapie, die Krebstherapie mit Aprikosenkernen, die Vitamin-C-Behandlung nach Cousins und Pauling, Verjüngungstherapien.

3. **Manipulationen:** Osteopathie, Chiropraktik, Reflexzonenmassage, Akupunktur, Dickdarmspülungen.

4. **Okkultismus:** Pyramidologie, Edelstein-Therapie, sympathetische Magie, Psychochirurgie, der medizinische Wünschelrutengang.

5. **Wunderapparate:** der Abramsche Oszilloklast, Ozongeneratoren, negative Ionisierer, der Reichsche Orgon-Akkumulatur, Buntlichtkästen, schwarze Kästen, Radionik, Elektroakupunktur-Geräte.

Obwohl viele Menschen nicht an die Magie als solche glauben, sind sie oft bereit, sie zu akzeptieren, wenn sie als Wissenschaft verpackt wird. Der Anthropologe Hsu erinnerte sich, wie 1948 auf einem Parteitag der Demokraten in Philadelphia viele bedeutende Parteimitglieder mit Vrilium-Röhrchen protzten - das Stück zu 306 Dollar. Diese bleistiftförmigen Geräte sollten heilende Strahlen aussenden, die bei Krebs, Diabetes, Arthritis, Sinusitis und vielen anderen Gebrechen helfen sollten.[3] Es ist eine Grundeigenschaft magischer Geräte, daß sie bemerkenswert unselektiv sind und als Allheilmittel wirken sollen.

Allein in den USA werden jährlich mindestens 10 Milliarden Dollar für etwas ausgegeben, das gemeinhin als Quacksalberei bezeichnet werden könnte, die Hälfte davon für Krebs"heilungen". Obwohl nicht jeder, der Heilungen anbietet, unredlich ist, kam ein US-Komitee, das "Gesundheitsschwindel" untersuchte, zu dem Schluß, daß "die Anhaltspunkte, die sich im Verlauf der Untersuchung angesammelt haben, darauf hinzudeuten scheinen, ... daß viele (der Heiler) Scharlatane sind".[4] Selbst in diesem Fall mag sie der Gedanke trösten, daß ihre Aktivitäten leidenden Menschen geholfen haben!

Homöopathie

Die bisher erwähnten Beispiele alternativer Medizin sind so absurd, daß nur wenige von ihnen auf den Britischen Inseln Bedeutung erlangt haben. Mit der Homöopathie verhält es sich ganz anders. Sie steht unter der Schirmherrschaft der königlichen Familie und wird von einer Reihe approbierter Mediziner praktiziert.

Diese Spielart der sympathetischen Magie wurde um 1800 von Samuel Hahnemann als ein Allheilmittel "erfunden": Außer der "Sycosis" (Bartflechte) und der Syphilis werden alle Krankheiten durch ein "Miasma von Psora" (Juckreiz) verursacht. Homöopathen behandeln nicht Krankheiten, sondern Symptome.

Die Behandlung basiert auf der Verwendung unendlich hoch verdünnter "Heilmittel", die in höheren Dosen die Symptome hervorrufen, gegen die die

Behandlung gerichtet ist. Daher das "Homöo" in Homöopathie. So verursacht z.B. roter Paprika bei Normalpersonen rote Wangen und ein Gefühl von Heimweh. Von einem deutschen Homöopathen stammt die Idee, daß die 11 Millionen ausländischen Arbeiter in West-Europa von homöopathischen Verdünnungen des roten Paprika profitieren würden.[5] Der Dekan der homöopathischen Fakultät in Großbritannien verschreibt Kochsalz, das so stark verdünnt ist, daß wohl ein großes Faß kein einziges Molekül enthalten würde, um "einem Mädchen über Liebeskummer hinwegzuhelfen oder einer Frau, die niemals weinen konnte, die Entkrampfung zu erleichtern ..."[6]. Dies muß funktionieren, *cum grano salis*, da Tränen salzig sind. Derselbe Arzt zeigte sich zusammen mit dem Fakultätspräsidenten darüber besorgt, daß "schlecht ausgebildete, unqualifizierte Praktiker sich breitmachen und abenteuerliche Behauptungen von sich geben können". Wozu braucht denn irgend jemand eine Ausbildung, um pures Wasser zu verschreiben, es sei denn die besondere Ausbildung diene dazu, die Vernunft aufzugeben und den homöopathischen Humbug der "Dynamisierung" anzunehmen? Der Vorgang der "Dynamisierung" oder "Potenzierung" soll dem Lösungsmittel durch Schütteln "Lebenskraft" verleihen. Je mehr die Lösung verdünnt wird, so man sie richtig schüttelt, um so potenter wird sie, und darum heißen die Verdünnungen Potenzen. Wenn die zwölfhundertste ("12. centisimal") Verdünnung erreicht wird, bekannt als 12C, beträgt die Verdünnung 10^{-24}. Die wirkliche Bedeutung dieser Zahl ist schwer zu begreifen. Vielleicht verdeutlicht das der "Satz von Cäsars letztem Atemzug". Angenommen, Cäsars letzter Atemzug hat sich mittlerweile gleichmäßig in der Erdatmosphäre verteilt, und das Volumen der Atmosphäre beträgt etwa das 10^{24}fache unserer Lungenkapazität, dann inhalieren wir mit jedem Atemzug ein einziges Molekül von Cäsars letztem Hauch.[7] Doch 12C ist erst der Anfang; die gebräuchlichste homöopathische Verdünnung ist 30C, eine Verdünnung, Verzeihung: Potenz, von 10^{-60}. Das entspricht in etwa einem Salzkorn in einer Menge Lösungsmittel, die zehntausend Milliarden Kugeln füllen würde, jede Kugel so groß wie das gesamte Sonnensystem.[8] Einer WHO-Publikation zufolge sind Potenzen von mehr als 100.000C, also Verdünnungen von $10^{-200.000}$, "erfolgreich" benutzt worden[9]. Daß solche Irreführungen die Phantasie tausender medizinisch qualifizierter

Männer und Frauen, besonders in Frankreich, Deutschland und England, fesseln können, ist eine Anklage gegen die an den medizinischen Hochschulen vermittelte Ausbildung, oder möglicherweise ein Hinweis darauf, daß manche Köpfe von Natur aus unfähig sind, kritische Fähigkeiten zu entwickeln.

Zu den Zeiten, als man die Homöopathie noch einer fairen Prüfung für würdig hielt, sind die zahlreichen Versuche zur Aufrechterhaltung ihrer Behauptungen fehlgeschlagen. Es ist schwer zu begreifen, warum es überhaupt glaubhafte Gründe für solche Untersuchungen geben sollte, und den scharfsinnigen Kritiken von Oliver Wendell Holmes, James Young Simpson (der das Chloroform einführte) und anderen ist gewiß nichts hinzuzufügen.[10] [11] [12]

Dessenungeachtet veröffentlichte *Nature*, die vielleicht angesehenste aller wissenschaftlichen Zeitschriften, im Sommer 1988 eine Beobachtung von Professor Benveniste, die das Lächeln der homöopathischen Katze zu materialisieren schien, indem - vereinfacht ausgedrückt - behauptet wurde, daß sich das Wasser an Substanzen "erinnern" könne, die früher einmal in ihm aufgelöst waren, aber jetzt nicht mehr darin enthalten sind. Allerdings gab es eine Vorbedingung: Das Wasser konnte sich nur dann "erinnern", wenn es zwischen jeder homöopathischen Verdünnung kräftig geschüttelt wurde. Rühren allein reichte nicht.[13] Andere Wissenschaftler kamen zu dem Schluß, daß dies die Fähigkeit James Bonds erklären würde, zwischen geschüttelten und gerührten trockenen Martinis zu unterscheiden.

Obwohl der Artikel es nicht erwähnte, wurde diese Studie von der homöopathischen Industrie unterstützt, die in Frankreich deshalb so wichtig ist, weil einer von vier französischen Ärzten homöopathische Heilmittel verschreibt. Diese sensationelle Behauptung wurde von den Homöopathen in der ganzen Welt als die endgültige "wissenschaftliche" Rechtfertigung ihrer umhegten Überzeugungen begrüßt, und die Medien berichteten erfreut, daß Wissenschaftler diese neue Entdeckung "unerklärlich" fanden.

Es ist vielleicht nicht verwunderlich, daß dem Herausgeber von *Nature* vorgeworfen wurde, "Unsinn" zu veröffentlichen und dadurch zweifelhaften Ideen Ansehen zu verschaffen. Zu seiner Verteidigung sagte er, die Veröffentlichung und die darauffolgende Kritik seitens der orthodoxen Wissenschaft würde Anschuldigungen aus der Welt schaffen, nach denen "orthodoxe" wissenschaftliche Zeitschriften aufgrund von Vorurteilen niemals die Ergebnisse homöopathischer Experimente veröffentlichen würden; Homöopathen zufolge entspringen diese Vorurteile dem Unvermögen der orthodoxen Wissenschaft, sie ernst zu nehmen.

Überraschenderweise zeigte die Studie, daß Wasserproben Gedächtnislücken haben können, die nicht durch den Grad der "Verdünnung" erklärt wurden. (In diesem Zusammenhang ist der Ausdruck "Verdünnung" irreführend, da häufig kein einziges Molekül der Substanz übrigblieb.)

Das Sommertheater erreichte seinen Höhepunkt, als der Herausgeber von *Nature* zusammen mit einem Berufszauberer, der zuvor die "psychischen Kräfte" Uri Gellers als clevere Zaubertricks entlarvt hatte, und einem Spezialisten für die Aufdeckung von Wissenschaftsbetrug über das französische Laboratorium herfiel und verlangte, daß die Experimente in ihrer Gegenwart wiederholt werden sollten. Dem Ersuchen wurde entsprochen, aber in Anwesenheit dieses Teams ließen sich die ursprünglichen Ergebnisse nicht wiederholen. Binnen einer Woche erschien in *Nature* eine weitere, vom Herausgeber und seinen Begleitern unterzeichnete Mitteilung mit der Überschrift "Hochverdünnungs-Experimente - eine Täuschung".[14]

Auch andere Versuche, die auf Anregung des Gesundheits- und Wissenschaftsblatts *Science et Vie* in der ruhigeren Atmosphäre des Allergie-Laboratoriums im Pariser Rothschild-Hospital die Wassergedächtnis-Experimente wiederholen sollten, sind gescheitert.[15] Damit war die Angelegenheit für die orthodoxe Wissenschaft endgültig beendet.

Hätten sich die Experimente Professor Benvenistes durch andere Forscher bestätigen lassen, so hätte das für die Wissenschaft verheerende Folgen gehabt. Für die Physik wären die Konsequenzen tiefgreifender gewesen als z.B. die Entdeckung, daß die Erde in der Tat flach ist. Man hätte die Wissenschaft, so wie wir sie kennen, über Bord werfen und völlig neu aufbauen müssen. Die Ergebnisse Professor Benvenistes waren entweder das Artefakt unzulänglich kontrollierter Experimente oder ein Wunder, also ein Phänomen, das die bekannten Gesetze der Physik verspottet. Derartige welterschütternde Beobachtungen dürfen nicht auf schwachen und nicht-reproduzierbaren Beweisen basieren. Außergewöhnliche Behauptungen erfordern außergewöhnliche Beweise.

Dr. David Reilly, ein bedeutender Verteidiger der "wissenschaftlichen" Homöopathie, brachte es auf den Punkt, als er unmittelbar nach Erscheinen der französischen Befunde schrieb: "Wenn wir die Beobachtungen als falsch bestätigen, dann werden wir die Homöopathie als einen der größten Unglücksfälle in der Geschichte der medizinischen Wissenschaften entlarvt haben - eine so massive Torheit, daß sie selbst einer Untersuchung wert wäre."[16]

Die Bach'schen Blüten-Heilmittel

Eine Abwandlung der Homöopathie, von Dr. Edward Bach (1886-1936) erfunden, wurde von Dr. Charles K. Elliott, Königlicher Homöopath Ihrer Majestät Königin Elisabeth II., als "eines der umfassendsten und modernsten Heilungssysteme, die wir kennen", begrüßt. Es kommt selten vor, daß ein königlicher Leibarzt in Großbritannien, ein Medizinmann des Bärenstammes in Spokane und ein ehemaliger Leiter der New Yorker Psychiatriekommission in ein und demselben Buch ein Allheilmittel anpreisen - eben das Bachsche Errettungs-Heilmittel. Es heilt Juckreiz, vorzeitige Ejakulation, das ungebührliche Benehmen hirngeschädigter Kinder, Delirium tremens, Schrammen und blaue Flekken, hohes Fieber, seelischen und körperlichen Schock, Krampfanfälle und Menstruationsbeschwerden - um nur einige zu nennen. Außerdem hilft es als Wehenauslöser. Hinter die Ohren gerieben, belebt es bewußtlose Tiere wieder, und es ist ein wunderbares Stärkungsmittel für Pflanzen, die "nicht gut drauf sind".[17]

Akupunktur

Die Akupunktur hat sich aus magisch-religiösen Aderlaßritualen entwickelt, die in China zwischen dem 3. und 1. Jahrhundert vor Christus angewandt wurden. Nach und nach wurden die Aderlässe durch Nadelstiche entlang imaginären "Meridianen" ersetzt. Man glaubte, daß die "Meridiane" Verbindungen zu den inneren Organen und Funktionen hätten, allerdings ohne jeden Bezug zur Anatomie und Physiologie. Als Fossil hat dieses stichelnde Ritual 2000 Jahre überlebt, bis es 1822 vom Kaiser verboten wurde. Er strich die Akupunktur als ein Hindernis des medizinischen Fortschritts vom Lehrplan der Kaiserlichen Medizinischen Akademie.[18]

Das heutige Interesse an der Akupunktur geht vorwiegend auf den Besuch Präsident Nixons 1970 im maoistischen China zurück. Ihm und seinem Gefolge von Journalisten und Politikern wurde eine "Akupunkturanästhesie-Show" vorgeführt, ohne daß sie erkannten, daß diese Art der Anästhesie auf Maos Geheiß nur zu dem Zweck erfunden worden war, die Ausgaben für Narkosegeräte und Narkosemittel einzusparen. Sie sind dem Schwindel erlegen, daß eine Nadel im Ohr anästhetisch wirken könnte, und haben nicht erkannt, daß ihnen sorgfältig ausgesuchte und eingeschüchterte Patienten vorgeführt wurden, die vor und während der Operation schmerzstillende Medikamente erhalten hatten. Vergleichbare Operationen sind im Westen unter Lokalanästhesie häufig durchgeführt worden, doch konnte eine derart normale, völlig unmysteriöse Praxis kaum für Schlagzeilen sorgen.

Erleichtert wurde die unkritische Anerkennung der Akupunktur durch gewisse Neurophysiologen, die von den Geheimnissen des Orients fasziniert waren, sowie durch den Historiker J. Needham, eine Autorität auf dem Gebiet der chinesischen Wissenschaften, der die Akupunktur als eine echte "Entdeckung" feierte.[18] Auf der anderen Seite stellte der chinesische theoretische Physiker Qian die vernünftige Frage: "Wenn denn die Chinesen solch erstaunliche wissenschaftliche Errungenschaften vorweisen können, warum haben sie so wenig zur Entwicklung der modernen Wissenschaft beigetragen?"[19] Und Ackerknecht hat darauf hingewiesen, daß die Welle des Interesses an der Akupunktur, die der Nixon-Mao-Entspannung folgte, die fünfte war, die seit dem 17. Jahrhundert den Westen erreichte. Alle vorherigen Wellen waren abgeflaut, nachdem das wahre Wesen der Akupunktur als starkes Placebo jedesmal aufs neue erkannt worden war.[20]

Da so bedeutende Stellen wie das Weiße Haus, die National Institutes of Health, Universitäten, andere akademische Institutionen und *The Lancet* Interesse an der Akupunktur fanden, ist sie die am gründlichsten untersuchte irrationale Form der "alternativen" Medizin geworden. Zahlreiche kontrollierte Studien haben gezeigt, daß die Akupunktur nichts anderes als ein Placebo ist.[18 21] Dennoch hat der Moloch der Akupunktur-Bewegung hinreichend Kraft, um sie noch für einige Zeit in Schwung zu halten.

Ein französischer Akupunkteur hat eine neue Variante erfunden, Ohr-Akupunktur genannt, der die Täuschung zugrunde liegt, daß alle Organe und Funktionen des Körpers auf der Oberfläche des Ohrläppchens dergestalt abgebildet werden, daß die Projektion einen Homunculus (Menschlein) in einer Embryohaltung, aber auf dem Kopf stehend, bildet. Das Auge dieser Paracelsus'schen Kreatur ist zufällig der Punkt, der normalerweise für Ohrringe durchstochen wird. G.T. Lewith, einem führenden britischen Akupunkteur, fiel bald auf, daß das möglicherweise der Grund sein könnte, warum Piraten Ohrringe trugen, und daß es den alten Aberglauben erklären würde, warum sie andere Schiffe schon sehen konnten, lange bevor sie selber gesehen wurden. Die Trugschlüsse und Phantastereien der Quackupunktur haben wir an anderer Stelle detaillierter analysiert. [18 23-25]

Nadeln nutzen nichts. Dieselbe Wirkung erzielt man durch das Verbrennen kleiner Häuflein trockener Blätter über den Akupunkturpunkten - die Moxibustion. Alternativ dazu kann man ein heißes Eisen benutzen oder, weniger schmerzhaft, Druck anwenden - die Akupressur. Eine Sonderform der Akupressur ist die Reflexzonenmassage: Durch Druck auf die Organprojektionen der Hand oder des Fußes können Krankheiten verhütet oder geheilt werden. In einem Buch über die indische Akupressur, mit einem Vorwort des früheren Premierministers Morarji Desai versehen, wird beschrieben, daß zum Beispiel die Behandlung der Syphilis darin besteht, Druck auf die Achillessehne und ein Fußgelenk auszuüben, während "der in Mitleidenschaft gezogene Teil" mit abgekochtem Urin massiert wird. Im Vorwort empfiehlt Herr Desai fünf weitere "natürliche" Allheilmittel, darunter die Magnettherapie und das Trinken des eigenen Urins.[26]

Elektroquackupunktur-Geräte

In letzter Zeit hat die Einführung einer Vielzahl neuer Geräte die "Theorien" über die Akupunktur noch ausgefeilter und mysteriöser werden lassen. Zwei der neuesten sind der Vegatest und der segmentale Elektrograph. Der Vegatest verbindet die Akupunktur mit der Homöopathie. Es ist ein kompliziert gestaltetes Widerstandsmeßgerät, mit dem - wie mit einem Lügendetektor - der Hautwiderstand (Impedanz) an den Akupunktur-Punkten gemessen wird. Der Patient wird an eine Wheatstonsche Brückenschaltung angeschlossen, in die eine sogenannte Honigwabe eingebaut ist. Die Honigwabe enthält eine Reihe Löcher, in denen sich versiegelte Fläschchen mit homöopathischen Heilmitteln oder anderen Dingen befinden, die für "diagnostische" oder "therapeutische" Zwecke benutzt werden sollen. Durch das Ablesen einer Skala, die willkürlich von 0 bis 100 geeicht ist, wird die "Diagnose" ermittelt bzw. die richtige "Behandlung" identifiziert.

Der Segmentale Elektrograph kommt teurer, da er an einen Apple-Computer angeschlossen ist. Auch er mißt den Hautwiderstand, nicht nur an einem, sondern an acht "Akupunkten" gleichzeitig. Diese acht Stellen werden als "Quadranten" bezeichnet. Der Test hat den unschätzbaren Vorteil, daß das Ergebnis nie normal sein kann: "Es gibt kein normales segmentales Elektro-

gramm, da jeder Mensch mit vielen vergangenen und gegenwärtigen pathologischen Störungen verschiedener Art zu tun hat."[27]

Für beide Geräte, die in den siebziger Jahren von dem Deutschen Helmut
Schimmel entwickelt wurden, wird gegenwärtig viel Werbung gemacht, und
vermutlich finden sie reißenden Absatz. Dr. Lewith und sein Kollege Dr.
Kenyon, vom Zentrum für das Studium alternativer Therapien in Southamph-
ton, bieten jetzt nicht nur Kurse für Akupunktur, Homöopathie und klinische
Ökologie an, sondern auch für den Vegatest und die segmentale Elektrographie.

Der Physiker A.T. Barker, der die elektromagnetische Heilung von Knochen-
brüchen als Unsinn entlarvte, regte in einem jüngst im *Lancet* erschienenen Brief
gesetzliche Regelungen an, ähnlich denen für pharmazeutische Präparate, um
Ärzte und Öffentlichkeit zu schützen, die sich von unbegründeten Aussagen über
die therapeutischen und diagnostischen Eigenschaften verschiedener elektro-
magnetischer Apparate faszinieren lassen.[28] Es wäre traurig, wenn solche Vor-
schriften notwendig werden sollten.

Osteopathie und Chiropraktik

Einen Knocheneinrichter aus Missouri namens A. Still traf das Unglück, daß drei
seiner Kinder an einer Gehirnhautentzündung starben. Von der Medizin
enttäuscht, entwickelte er die bizarre Theorie, daß alle Krankheiten durch einen
Druck auf die Arterien - vornehmlich in der Wirbelsäule - verursacht würden,
der auf Strukturfehler in den Gelenken zurückgehe. Dieses System, Osteopathie
genannt, entdeckte er im Jahre 1876. Einige Jahre später und ungefähr einhundert Meilen entfernt "entdeckte" der Lebensmittelhändler und "magnetische
Heiler" D.D. Palmer ein Konkurrenzsystem, nach dem alle Krankheiten durch
Druck auf die Nerven verursacht würden, ausgelöst durch Fehlstellungen oder
"Subluxationen" der Wirbelkörper. Der erste Patient Palmers war ein tauber
Hausmeister, dessen Gehör durch "Einrenken" des vierten Rückenwirbels wie-
derhergestellt wurde. Der folgende Ausschnitt aus seinem Lehrbuch macht die
Denkprozesse dieser Witzfigur der Manipulation klar: "Ich bin der Schöpfer, der

Born des Grundprinzips, daß Krankheit das Resultat von zuviel oder nicht genug Funktionatieren (sic!) ist. ... Ich habe die uralte Frage 'Was ist das Leben?' beantwortet. Wissend, daß unsere körperliche Gesundheit und der intellektuelle Fortschritt des Innat (des personifizierten Teils der Universellen Intelligenz) von der korrekten Ausrichtung des Knochengerüsts abhängen, sehen wir es als unsere Pflicht und Schuldigkeit an, jeden verlagerten Knochen wieder einzurenken, damit die körperliche und spirituelle Gesundheit, das Glück und die volle Entfaltung des irdischen Lebens voll ausgekostet werden können. ... Ich bin der Born der Chiropraktik; sie ist aus mir entsprungen; es war mein genialer Kopf, der ihre Grundprinzipien entdeckte; ich war ihre Quelle; ich brachte sie hervor; von mir stammen alle Chiropraktiker ab."[29]

Die Chiropraktik, wie das System Palmers heißt, macht für sich Werbung als ein Heilmittel für praktisch jede Erkrankung des Menschen, einschließlich Diabetes, Herzbeschwerden, Mandelentzündung oder Krebs.[30] In seinem unnachahmlichen Stil schrieb H.L. Mencken über die Chiropraktik und die Osteopathie: "(Sie) wirken den teuflischen Werken der sogenannten Wissenschaft der öffentlichen Gesundheitspflege entgegen, die auch noch Schwachsinnige unsterblich machen möchte. Wenn ein Kranker mit einem eitrigen Blinddarm sich für die Beseitigung desselben an einen rasierten und entlausten Hafenarbeiter wendet und sich bereitwillig einer Behandlung unterzieht, die darin besteht, ihn auf dem McBurneyschen Punkt zu balancieren und auf seiner Wirbelsäule wie auf einer Ziehharmonika zu spielen, dann bin ich für meinen Teil bereit zu glauben, daß er im Himmel dringend gebraucht wird."[31]

Dr. Barrett beschrieb ein Experiment, das 1976 vom Komitee gegen den Gesundheitsbetrug in Philadelphia durchgeführt wurde: Sie schickten ein gesundes vierjähriges Mädchen zu fünf verschiedenen Chiropraktikern zur Untersuchung. Der erste fand "eingeklemmte Nerven aus Magen und Gallenblase", der zweite bemerkte ein "verdrehtes Becken", der dritte machte sich Sorgen um zukünftige "Kopfschmerzen, Nervosität, Gleichgewichts- und Verdauungsprobleme aufgrund von Fehlstellungen der Wirbelsäule", die er entdeckt hatte, der vierte prophezeite "schlimme Monatsblutungen und schwere Entbindungen", falls das "kurze Bein" nicht verlängert würde, und der fünfte diagnostizierte Hüft- und Nackenfehlstellungen, die einer sofortigen Behandlung bedürften.[32]

Ein Merkblatt der kürzlich gegründeten Vereinigung der Chiropraktiker Irlands ermutigt ganze Familien, zur Untersuchung zu kommen, "um eine Frühentdekkung potentieller Nervenstörungen sicherzustellen". Zu den versprochenen Wohltaten zählen "eine verbesserte Verdauung, die Anregung des Kreislaufs, größere geistige Klarheit, die Normalisierung einer Disbalance der Sexualhormone und erleichterte Atmung"!

Die einzige Rechtfertigung manipulativer Techniken sind Funktionsstörungen des Bewegungsapparates, bei denen Massage, andere Formen der Physiotherapie und vielleicht einige spezielle manipulative Manöver eine Erleichterung der Symptome bewirken können. Doch Kreuzschmerzen, die häufig zu Beschwerden Anlaß geben, haben eine hohe Selbstheilungsrate und einen wechselnden Verlauf, so daß der Wert der Manipulation über den Placebo-Effekt hinaus unbewiesen bleibt. In einer kürzlich veröffentlichen Studie über die Osteopathie bei Kreuzschmerzen schnitt die Osteopathie nicht besser ab als das Placebo.[33]

Wunderheilung

Eine Frühform der Wunderheilung, die es heute noch gibt, war das Handauflegen. Gewöhnliche Hände wurden nicht als besonders wirksam erachtet, aber königliche Hände waren da schon etwas anderes. *Mal de roi*, Skrofulose, konnte nur die Hand eines Königs heilen. Die königliche Berührung konnte auch viele andere Krankheiten zum Verschwinden bringen, und sie blieb 700 Jahre lang ein königliches Privileg.[34] In einer reizenden Erzählung von Aubrey träumte ein gewisser Evans, der eine Knollennase hatte, davon, daß ihn die königliche Hand heilen würde: "Beim ersten Besuch von König Charles II. im St. James Park küßte er die Hand des Königs und rieb seine Nase daran, was den König zwar störte, ihn aber heilte".[35] Dieser Glaube ist alt und hat seine Variationen. Plinius berichtete, daß König Pyrrhus seine Untertanen durch Auflegen seines Zehes heilte![36] Van Helmont empfahl, die Toten statt der Lebenden zu gebrauchen: "Nimm die Hand von einem, der eines langsamen Todes gestorben ist, und berühre damit das Geschwür, bis es den Patienten fröstelt"; sowohl Robert Boyle, der Vater der Chemie und Bruder des Grafen von Cork, als auch William Harvey haben diese Behandlung versucht.[37] [38]

Solche Ideen sind nicht gänzlich verschwunden. In einem neulich im *Lancet* veröffentlichten Beitrag hieß es: "Das Heilen hat eine lange Tradition, die in das Christentum und den Spiritualismus zurückreicht. Manche Heiler glauben, daß ihre Kraft von Gott stammt, andere konzentrieren sich auf die psychische Ganzheit des Patienten, und wieder andere sehen sich als einen Kanal, durch den natürliche Heilungskräfte strömen können". Es überrascht, daß manche akademischen Institutionen diese Möglichkeit ernsthaft untersuchen.

In Großbritannien bemüht sich der Verband der Heilungs-Organisationen, der mehr als 7000 Heiler repräsentiert, deren Dienstleistungen als echte Behandlungen anerkennen zu lassen, die über den staatlichen Gesundheitsdienst abgerechnet werden können.[39] Ihr Präsident, Dr. Alec Forbes, zeigte in einem Artikel Interesse an der mystischen Silbe OM, an Farbtherapie, Pyramidologie, Radionik und Homöopathie.[40] Die Lage in Großbritannien spitzte sich zu, als Ihre Königliche Hoheit Prinz Charles Präsident des britischen Ärzteverbandes wurde und dem Berufsstand dringend empfahl, zu den Lehren des Paracelsus zurückzukehren.[41] Das Arzneibuch von Paracelsus beschreibt Heilmittel wie das zebethum occidentale, also getrocknete menschliche Exkremente. In entzündete Augen geblasen, dürfte dies kaum nützlich gewesen sein.

In den USA wird die übernatürliche Heilung durch das Weiße Haus gefördert. So war Präsident Reagan einer der Gratulanten, als der Glaubensheiler Oral Roberts seine Universität "The City of Faith" gründete.[42]

Neulich gestand ein britischer Gynäkologe in einer Ansprache ein, daß er an die Wunder glaube, von denen der Ehrwürdige Bede berichtete, und fügte einige eigene hinzu.[43] Ist es ein grundlegender Fehler in der medizinischen Ausbildung, der die Ärzte so leichtgläubig macht? Sir Arthur Conan Doyle, der sein Medizinstudium an der Universität von Edinburgh absolvierte, glaubte an Feen.[44]

Francis Galton, einer der großen Skeptiker des letzten Jahrhunderts, vertrat den Standpunkt, daß das Beten wenn es so wirkungsvoll wäre, wie die Religiösen behaupten, dann eine nachweisbare Wirkung auf die Lebenserwartung haben müßte. Er untersuchte die Guyschen Lebenserwartungstabellen und stellte fest, daß es den Mitgliedern des königlichen Hauses trotz der täglichen Gebete für ihre Gesundheit und ihr Wohlergehen nicht sonderlich besser ging; außerdem lebten angesehene Geistliche trotz ihres scheinbar geruhsamen Lebens nicht so lange wie der niedere Adel im allgemeinen.[45] Galton bemerkte zudem, daß Missionare kein so hohes Alter erreichten wie andere Menschen, und daß Kirchen genausogut durch einen Blitz getroffen, in Brand gesetzt oder durch ein Erdbeben zerstört werden könnten wie andere Gebäude vergleichbarer Größe. Seiner Meinung nach könnte man die Angelegenheit weiter untersuchen, indem man die Mortalität von Kindern betender und nicht-betender Mütter vergleicht; das könnte bei den heutigen Epidemiologen Anklang finden, doch haben sie unseres Wissens die Anregung noch nicht aufgenommen. Eine im London Hospital durchgeführte Untersuchung zeigte keinen Effekt.[46]

Wenn ein guter Mensch heilen kann, könnte ein schlechter Mensch sehr wohl Schaden anrichten - dies wird leicht von demjenigen vergessen, der an übernatürliche Heilungen glaubt. Schwarze Magie, Voodoo, Verzaubern, dämonische Besessenheit, Verhexen und der böse Blick geißeln noch immer manche Gesellschaften. In den "entwickelten" Ländern ist die schwarze Magie weitgehend verschwunden, geblieben ist die weiße Magie der alternativen Medizin.

Christliche Wissenschaft

Einem maßgeblichen Vertreter der Kirche der Christlichen Wissenschaftler zufolge wurden durch "die Auflösung der Geisteshaltung, der letzten Endes alle Krankheiten entspringen", bei Mitgliedern seiner Sekte Hunderte von Heilungen erzielt. Zu den Leiden, die auf diese Weise geheilt wurden, zählen Krebs, Diphtherie, perniziöse Anämie, Klumpfuß und Rückenmarkshautentzündung.[47] "Für den Christlichen Wissenschafts-Heiler ist die Krankheit ein Traum, aus dem der Patient erweckt werden muß. Krankheiten dürfen dem Arzt nicht als real erscheinen. ... Tumoren, Geschwüre, Tuberkel, Entzündungen, Schmerz, deformierte Gelenke sind die Schatten erinnerter Träume, dunkle Abbilder menschlicher Gedanken, die vor dem Licht der Wahrheit fliehen."[48]

Die Gründerin der Christlichen Wissenschaft, Mary Baker Eddy, entdeckte ihr System im Jahre 1866. Diese "Entdeckung" war Folge ihrer Desillusionierung bezüglich der Homöopathie. Sie folgerte aus der Tatsache, daß Patienten durch homöopathische Mittel geheilt werden, die von der Ausgangssubstanz nichts mehr enthalten, daß es Krankheiten gar nicht geben könne. Selbst Giftstoffe existieren nur in der Vorstellung, nicht in der Realität. Frau Eddy zufolge sterben Menschen, die Arsen oder Strychnin geschluckt haben, nicht daran, daß diese Substanzen giftig sind, sondern an dem falschen Glauben, daß sie giftig sind, denn Arsen und Strychnin selbst seien harmlos.[48] Die förderlichen Wirkungen der Homöopathie schrieb sie dem Göttlichen Geist zu.

So unglaublich es auch erscheinen mag, die Christliche Wissenschaft ist in den Vereinigten Staaten ein anerkanntes "System der Gesundheitsfürsorge". Die Steuerzahler subventionieren diese Art von "Behandlung"; das Finanzamt erkennt an Christliche Wissenschafts-Heiler gezahlte Honorare als steuerabzugsfähige medizinische Ausgaben an. Daß dies möglich ist, ist vermutlich - zumindest teilweise - dem magischen Wort "christlich" und vielleicht auch dem Wort "Wissenschaft" zu verdanken.

Ein Arzt hat folgenden Vorschlag gemacht: Wenn die Christlichen Wissenschaftler nun einmal glauben, daß es genügt, die Krankheit zu verneinen, um beispielsweise eine kindliche Hirnhautentzündung zu heilen, dann sollten sie auch einem Versuch zustimmen, bei dem ihre "Behandlungsmethode" mit einer geeigneten Antibiotika-Therapie verglichen wird, wobei vorher vereinbart werden sollte, daß das Ergebnis des Versuches zum Verbot der unterlegenen Behandlung führen würde. Dazu bemerkte er: "Der neutrale Leser mag sich angesichts eines solchen Swift'schen Vorschlages die Haare raufen, aber ich möchte eines klarstellen: Obgleich es vielleicht 10 oder 15 Kindern das Leben kosten könnte (die ohnehin sterben würden, da ihre christlich-wissenschaftlichen Eltern und Heiler ihnen die richtige Therapie vorenthalten würden), könnte dadurch auf lange Sicht Hunderten dasselbe Schicksal erspart werden."[49]

Ein amtlicher Leichenbeschauer im Staate Washington studierte die Sterbestatistiken über die Christlichen Wissenschaftler. Aus 1000 Autopsien zog er den Schluß, daß das durchschnittliche Todesalter etwas unterhalb des nationalen Durchschnitts lag und daß die Inzidenz von Krebs und Herzkrankheiten unter den Christlichen Wissenschaftlern höher war als im nationalen Durchschnitt.[50]

Frau Eddy nahm ihre eigenen Grundsätze nicht allzu wörtlich. Als ihr Ehemann krank wurde, zog sie einen Arzt zu Rate, aber selbst die vereinten Bemühungen ihrer Heilkraft und der Schulmedizin konnten nicht verhindern, daß er an einer "eingebildeten" Krankheit starb. Sie selbst nahm Medikamente ein, die, wie sie erklärte, der "animalische Magnetismus" ihrer Feinde notwendig machte.[51]

Mark Twain, der Philosoph des gesunden Menschenverstandes, fragte sich, warum die Christlichen Wissenschaftler, die alle Krankheiten für imaginär halten, keine imaginären Schecks annehmen wollten. "Es gibt die Geistesheilung, die Glaubensheilung, die Gebetsheilung, die gedankenwissenschaftliche Heilung und die christlich-wissenschaftliche Heilung; und sie alle bewirken anscheinend ihre Wunder mit demselben alten mächtigen Instrument - der Einbildungskraft des Patienten. Unterschiedliche Namen, aber kein Unterschied im Verfahren. Aber sie schreiben es nicht dem Instrument zugute..."[52]

Psychochirurgie

In den frühen fünfziger Jahren reisten viele verzweifelte Menschen auf die Philippinen, wegen der angeblichen Fähigkeiten der dortigen Heiler, "psychische" Chirurgie auszuführen, die nicht nur heilte, sondern auch keine Narben hinterließ. Unter ihnen waren viele Krebskranke, denen die Schulmedizin nur wenig zu bieten hatte. Im dortigen System der Magie werden Krankheiten durch Hexerei verursacht: Gegenstände wie Tabakblätter, Bindfäden, zerbrochenes Glas und dergleichen werden durch Zauberei in den Körper eingebracht, und ihre Entfernung durch Psychochirurgie bewirkt die Heilung.[53] Um den Erwartungen der westlichen Patienten gerecht zu werden, dienen Hühner-Innereien und Ochsenblut als realistische Nachahmung von Tumoren und erkrankten Organen. Die Technik hängt von der Fähigkeit ab, diese Gegenstände in der Hand zu verbergen, um dann, wenn man sie zum Vorschein bringt, den Eindruck einer tatsächlichen Operation zu erzeugen.

Der Parapsychologe Watson beobachtete Tony Agpao, dessen Jahreseinkommen auf 700.000 Dollar geschätzt wurde, wie er "Teile des Darmes ... und ein Leberstück" aus dem Bauch einer Frau mit "Kolongitis" (sic !) entfernte.[54] Die Patientin spürte überhaupt nichts, und da Watson seine eigene Watte zur Verfügung gestellt hatte, war ein Betrug ausgeschlossen! Elementar, lieber Watson!?

David Hoy, ein professioneller Magier, kam zu einem ganz anderen Schluß: "Als Trickkünstler war ich beeindruckt. ... Ein Heiler, der sich einen Moment lang unbeobachtet fühlte, hat zerstreut und wiederholt ein Feuerzeug mit dem Daumen in seiner hohlen Hand verschwinden lassen, fast wie eine Reflexbewegung. ... In allen Fällen beobachtete ich Techniken, Bewegungen und den Gebrauch verdächtiger Requisiten, die auch von professionellen Taschenspielern benutzt werden".[53] Ein solches Requisit ist Watte: "In Öl getauchte Watte mag im Brustkorb des Patienten verschwinden und einige Minuten später aus dem Nacken ohne Öl wieder auftauchen, oder sie kann in einem Ohr verschwinden und später aus dem anderen wieder entfernt werden".[55] Das ist ein alter Trick, der mindestens auf die Zeit von Hippokrates zurückgeht. In der hippokratischen Abhandlung *Epidemien* wird beschrieben und beklagt, wie Scharlatane einen Wattebausch in der hohlen Hand verbergen und dann vorgeben, ihn aus dem Ohr des Patienten zu entfernen, um seine Ohrenschmerzen zu heilen.[56]

Von Neugier getrieben, ließ sich ein amerikanischer Chirurg, W.A.Nolen, 1973 von einem philippinischen Heiler operieren. Der Heiler "entfernte" einen "Nierentumor", der für Nolen wie ein Stück Hühnerfett aussah, aber er durfte es nicht näher betrachten.[57] James Randi, ein anderer professioneller Magier, der viel Zeit und Energie in die Aufdeckung von Betrügereien gesteckt hat, wurde von den philippinischen Behörden von einer Untersuchung der psychischen Heilung mit der Begründung abgehalten, er könne "religiöse" Empfindlichkeiten stören.[58]

Der brasilianische Psychochirurg Arigo wurde von einem Freund Uri Gellers namens Puharich beobachtet, der es für bedeutsam hielt, daß es während seiner Untersuchungen eine erhöhte Ufo-Aktivität in der Umgebung gab. Puharich zufolge heilte Arigo Krebs durch Psychochirurgie und extrahierte dabei eine Menge blutigen Gewebes. Puharich sah, wie Arigo ein Messer in das Auge eines Patienten "hineinstieß", ohne daß dieser Schmerzen hatte oder eine Verletzung aufwies.[53]

Manche Psychochirurgen gebrauchen "spirituelle" Spritzen, die sie buchstäblich aus der Luft greifen und "aufladen", indem sie sie auf eine Bibel legen.[53] Ein Pater Brown, der ein ausgesprochener Spaßvogel zu sein scheint, greift gleich dutzendweise chirurgische Instrumente aus der Luft. Ausgestattet mit diesem unsichtbaren Werkzeug, nimmt er sodann einen irischen Akzent an, der dem ebenfalls unsichtbaren Dr. Murphy gehört. Wie es scheint, führt Dr. Murphy ein Team von Chirurgen an, die gemeinsam dem munteren Pater raten, wie er zu "schneiden" habe. Vermutlich beruhigt der Teamgeist seine Patienten.

Radiästhesie, Radionik, psionische Medizin

Die Radiästhesie - der Ausdruck klingt prächtig - dachte sich der Wünschelruten-Priester Abbé Mermet aus. Sie bezeichnet die Fähigkeit, "Schwingungen" von Personen und Gegenständen aufnehmen zu können. Wird diese unbegründete Idee von Ärzten aufgegriffen und angewandt, so wird sie psionische Medizin genannt. In den dreißiger Jahren wurde sie unter einigen britischen Ärzten Mode, und jetzt geben diese sogar eine eigene Zeitschrift heraus. Diese Wissenschaft kombiniert den Gebrauch des Pendels, die Homöopathie und ein Wirrwarr pseudo-wissenschaftlichen Unsinns: Zum Beispiel gehen alle Krankheiten auf eine "Überverengung oder -dehnung des Proteins als Ganzem oder vieler seiner Teile" zurück.[55] Um eine Diagnose zu erstellen, wird ein "Zeugnis" des Patienten, das aus Blut, Urin, Speichel, Haaren, sogar einer Photographie oder seiner Unterschrift bestehen kann, einem diagnostischen "Zeugnis" gegenübergestellt, einem "in den Schwingungen verschiedener Krankheiten getränkten, inerten Pulver". Die beiden "Zeugnisse" werden zusammen mit einem homöopathischen Heilmittel zu einem Dreieck zusammengestellt, und das Ganze wird mit einem Pendel genullt.

Die Radionik verwendet schwarze Kästchen, die mit Knöpfen und Skalen versehen sind, um die Schwingungen zu quantifizieren; das ist high-tech psionische Medizin. Die erste derartige Apparatur erfand der amerikanische Wünschelruten-Mediziner Dr. Abrams, den das *Journal of the American Medical Association* nach seinem Tod 1924 als "Dekan der Scharlatane des 20. Jahrhunderts" bezeichnete. Seine Anhänger wurden wegen Betrugs angeklagt und einige von ihnen verhaftet. Unter ihnen war ein Chiropraktiker namens D.V. Tansley, der nach England kam, weil da "das Meinungsklima etwas toleranter" sei. Nach Tansley werden die Beschwerden des Patienten im Kästchen geklärt, seine Schwingungsrate wird bestimmt, und die "Krankheit" wird durch telepathische Übertragung auf den Patienten geheilt. "Dazu werden einige Praktiker geeignete homöopathische Heilmittel, Farben, Blumenheilmittel, Vitamin- oder Mineralstoffproben in der Nähe des Blutpunktes auf dem radionischen Kästchen plazieren". Zum Beispiel ist die Farbe Gelb-Orange für Leberkrankheiten gut

(Gelbsucht!), aber auch für "harte, chronische Tumoren, Schwachsinn und Lungengeschwüre".[59]

Ein medizinisch ausgebildeter Radiästhesist glaubt, daß Töpfe und Pfannen aus Aluminium "Darmvergiftungen, Herzerkrankungen, Blutgerinnsel, Zwölffingerdarmgeschwüre, Blutarmut und körperliche Schwäche" verursachen. Er bestimmt das Ausmaß der "Aluminiumreaktion" mit einem Pendel: Schlägt das Pendel nach Sonnenuntergang auf die gedachte Note Mi auf der Tonleiter aus, oder tagsüber auf die Note Sol, dann ist das Aluminium positiv, und der Patient wird behandelt.[60]

Zusammen mit vielen Homöopathen glauben die Radiästhesisten, Impfungen seien gesundheitsschädlich. Zu den Nebenwirkungen der Impfungen zählen sie: Tumore, Bluthochdruck, Erysipel (Hautinfektion durch Streptokokken) und viele andere Hautkrankheiten, einschließlich Lupus vulgaris (Hauttuberkulose).[61]

Die umfangreiche Literatur auf diesem Gebiet kennzeichnet - und das gilt für viele andere "alternative" Heilsysteme genauso - ein Potpourri an Phantasien: Theosophie, Astrologie, tantrische Chakras, ätherische Körper, und heutzutage muß man noch mit Verweisen auf Einstein, Quantenphysik und Schwarze Löcher rechnen.

Schließlich mag es beruhigen, daß es durch die Anwesenheit eines Skeptikers Sand ins Getriebe gibt: "Die Erfahrung hat gezeigt, daß die Anwesenheit eines skeptischen, zweifelnden Dritten, den der Patient gut kennt, genügt, um den Mißerfolg zu garantieren."[62]

Schlußfolgerung

Den Behauptungen aller Systeme der alternativen Medizin ist zweierlei gemein: Zum einen ist ihre einzige Daseinsberechtigung die Begeisterung ihrer Vertreter, zum anderen geben sie fast ausnahmslos vor, eine sehr große Anzahl unklarer und verschiedenartiger Erkrankungen zu heilen bzw. zu lindern. Manche behaupten, den Gral des Allheilmittels gefunden zu haben.

Vielleicht mag es überraschen, daß wir diesen absurden Ideen so viel Platz eingeräumt haben. Zu unserer Verteidigung zitieren wir am besten Anthony Garrett: "Im großen und ganzen zeigt die Geschichte, daß die unkritische und falsch informierte Masse eine Brutstätte für alle möglichen intoleranten Meinungen und Praktiken ist. Die Entdeckung, daß die Wahrheit um ihr Überleben kämpfen muß, ist nicht angenehm, aber sie ist für die Erhaltung der Zivilisation wesentlich. Und in einer Gesellschaft, die dem Betrug so offen und anfällig gegenübersteht wie die unsere, braucht die Wahrheit jede Hilfe, die sie bekommen kann."[63]

Literatur:

1. Skrabanek, P.: Demarcation of the absurd. Lancet I, 960-961 (1986).

2. Stalker, D., Glymour, C. (eds.): Examining Holistic Medicine. Prometheus Books, Buffalo, New York (1985).

3. Hsu, F. L. K.: Exorcising the Trouble Makers. Magic, Science and Culture. Greenwood Press, Westport, Connecticut (1983).

4. Anon: Quackery: a $ 10 billion scandal. A report by the chairman of the subcommittee of health and long-term care of the select committee of aging of the House of Representatives. 98th Congress, 2nd session. Publ. no. 98-435. U. S. Government Printing Office, Washington (1984).

5. Braun, A.: Capsicum, das Heimweh und die Purifikatoren. Z. klass. Homöopath. 27, 195-200 (1983).

6. Boyd, H.: Homoeopathic medicine. In: Lewith, G. T. (ed.): Alternative Therapies. Heinemann, London, 150-177 (1985).

7. Von Baeyer, H. C.: Caesar's last breath. Sciences, Vol. 26, 6, 2-4 (1986).

8. Anon: Homoeopathy gone mad. Med. Press 78, 256 (1879).

9. Vithoulkas, G.: Homoeopathy: a theory for the future? World Health Forum 4, 99-101 (1983).

10. Holmes, D. W.: Homoeopathy. In: Stalker, D., Glymour, C. (eds.): Examining Holistic Medicine. Prometheus Books, Buffalo, New York, 221-242 (1985).

11. Simpson, J. Y.: Homoeopathy: Its Tenets and Tendencies. 3rd Edn. Sutherland and Knox, Edinburgh (1853).

12. Anon: Homoeopathy and homoeopathic writings. Dublin Quart. J. Med. Sci. 1, 173-210 (1846).

13. Davenas, E., et al.: Human basophil degranulation triggered by very dilute antiserum against IgE. Nature 333, 816-818 (1988).

14. Maddox, J., Randi, J., Steward, W. W.: 'High-dilution' experiments a delusion. Nature 334, 287-290 (1988).

15. Dorizynski, A.: French scientists say little; the French press, too much. Scientist, Sept. 5, 4 (1988).

16. Reilly, D. T.: Explanantion of Benveniste. Nature 334, 285 (1988).

17. Vlamis, G.: Flowers to the Rescue. The Healing Vision of Dr. Edward Bach. Thorsons, Wellingborough (1986).

18. Skrabanek, P.: Acupuncture: past, present and future. In: Stalker, D., Glymour, G. (eds.): Examining Holistic Medicine. Prometheus Books, Buffalo, New York (1985).

19. Qian, W.-Y.: The Great Inertia; Scientific Stagnation in Traditional China. Croom Helm, London (1985).

20. Ackerknecht, E. H.: Zur Geschichte der Akupunktur. Anaesthesist 23, 37-38 (1974).

21. Anon: Endorphins through the eye of a needle? Editorial. Lancet I, 480-482 (1981).

22. Skrabanek, P.: Acupuncture and endorphins. Lancet I, 220 (1984).

23. Skrabanek, P.: Acupuncture and the age of unreason. Lancet I, 1169-1171 (1984).

24. Skrabanek, P.: L'acupuncture. Journal International de Médicine 10, 99 (1985).

25. Skrabanek, P.: Acupuncture - needless needles. Editorial. Irish Med. J. 79, 334-335 (1986).

26. Vora, D.: Health in your Hands. Acupressure Therapy (reflexology). 3rd Edn. Gala Publishers, Bombay (1984).

27. Lewith, G. T.: Acupuncture and other new diagnostic systems. Irish Medical Times, Jan. 30, 18 (1987).

28. Barker, A. T.: Medical devices and consumer protection. Lancet I, 452 (1987).

29. Palmer, D. D.: Textbook of the Science, Art and Philosophy of Chiropractic for Students and Practitioners. Portland Printing House Co., Portland (1910).

30. Biemiller, A. J.: Fact sheet on chiropractic. JAMA 214, 1095-1096 (1970).

31. Mencken, H. L.: Chiropractic. In: Prejudices, 6th Series. Cape, London, 217-227 (1928).

32. Barrett, S.: Chiropractic. New Engl. J. Med. 294, 346 (1976).

33. Gibson, T., Grahame, R., Harkness, J., Woo, P., Blagrave, P., Hills, R.: Controlled comparison of short-wave diathermy with osteopathic treatment in non-specific low back pain. Lancet I, 1258-1261 (1985).

34. Bloch, M.: The Royal Touch. Sacred Monarchy and Scrofula in England and France. Translated by J. E. Andersen. Routledge & Kegan Paul, London (1973).

35. Aubrey, J.: Miscellanea. 2nd Edn. Bettesworth and Battley, London (1721).

36. Thorndike, L.: A History of Magic and Experimental Science, Vol 1, Macmillan, London (1923).

37. Idem. Vol 7 Columbia Univ. Press, New York (1958).

38. Idem. Vol 8 Columbia Univ. Press, New York (1958).

39. Anon: Exploring the effectiveness of healing. Lancet II, 1177-1178 (1985).

40. Forbes, A.: Cymatics. In: Hill, A. (ed.): A Visual Encyclopaedia of Unconventional Medicine. New English Library, London, 180 (1979).

41. Charles, H. R. H. Prince: Drugs - the patient has had enough. The Times, Dec. 16th, 12 (1982).

42. Bloom, M.: Oral Roberts' medical centre: merging medicine and prayer. Med. World News, Dec. 21, 53-63 (1981).

43. Gardner, R.: Miracles of healing in Anglo-Celtic Northumbria as recorded by the Venerable Bede and his contemporaries: a reappraisal in the light of 20th century experience. Br. Med. J. 287, 1927-1933 (1983).

44. Brandon, R.: The Spiritualists. Weidenfield and Nicolson, London, 222 (1983).

45. Galton, F.: Statistical inquiries into the efficacy of prayer. Fortnightly Review, Vol. 12, No. 68 (new series), August 1, 125-135 (1872).

46. Joyce, C. R. B., Welldon, R. M. C.: The objective efficacy of prayer. J. Chron. Dis. 18, 367-377 (1965).

47. Talbot, N. A.: The position of the Christian Science Church. New Engl. J. Med. 309, 1641-1644 (1983).

48. Eddy, M. B.: Science and Health with Key to the Scriptures. 89th Edn. The First Church of Christ Scientist, Boston (1971).

49. Currier, R. D.: Christian Science and the care of children. New Engl. J. Med. 310, 1258 (1984).

50. Wilson, G. E.: Christian Science and longevity. J. Forensic. Sci. 1, 43-60 (1956).

51. Rose, L.: Faith Healing. Penguin Books, Harmondsworth (1971).

52. Twain, M.: Christian Science (1907). In: Baender, P. (ed.): The works of Mark Twain Vol. 19. University of California Press, Los Angeles (1973).

53. Meek, G. W.: Healers and the Healing Process. The Theosophical Publishing House, Wheaton, Illinois (1977).

54. Watson, L.: Is primitive medicine really primitive? In: Carlson, R. J. (ed.): The Frontiers of Science and Medicine. Wildwood House, London (1975).

55. Hill, A. (ed.): A Visual Encyclopaedia of Unconventional Medicine, New English Library, London (1979).

56. Lloyd, G. E. R.: Magic, Reason and Experience. Studies in the Origin and Development of Greek Science. Cambridge Univ. Press, Cambridge (1979).

57. Nolen, W. A.: Psychic Surgery. In: Abell, G. O., Singer, B. (eds.): Science and Paranormal. New York, 185-1955 (1981).

58. Randi, J.: Flim-Flam: Psychics, Unicorns and Other Delusions. Prometheus Books, Buffalo, New York (1982).

59. Tansley, D. V.: Dimension of Radionics: Health Science Press, Bradford (1977).

60. Tomlinson, H.: Medical Divination. Theory and Pratice. Health Science Press, Rustington (1966).

61. Mason, K.: Radionics and Progressive Energies. Daniel, Saffron, Walden, England (1984).

62. Reyner, J. H.: Psionic Medicine. The study and Treatment of the Causative Factors in Illness. 2nd Edn. Routledge and Kegan Paul, London (1982).

63. Garrett, A.: The paranormal: fact or fantasy? The Skeptic 6, 4, 18-20 (1986).

Kapitel 6

MORAL UND MEDIZIN

Medizin und Wissenschaft

"Die Kunst und die Wissenschaft der Medizin": so oder ähnlich sind viele Antrittsvorlesungen und Abschiedsreden betitelt worden; der Titel läßt jeden, der zuhören muß, das Schlimmste befürchten - wobei "Kunst" und "Wissenschaft" wie "Yin" und "Yang" als zwei Seiten derselben Medaille hingestellt werden. Eine Medaille mit falschem Glanz, da die Medizin weder eine Kunst noch eine Wissenschaft ist. Sie ist eine empirische Disziplin diagnostischer und therapeutischer Fertigkeiten, und sie wird unterstützt durch die Technologie, also durch die erfolgreiche Anwendung der Naturwissenschaften. Ein Arzt braucht die Naturwissenschaft, die seine Tätigkeit untermauert, nicht zu verstehen. Eine detaillierte wissenschaftliche Kenntnis der Mikrobiologie oder Biochemie ist nicht erforderlich, um Antibiotika zu verschreiben. Die radiologische Diagnostik setzt genausowenig ein Diplom in Physik voraus, wie es der Kenntnis der Kunstfaserchemie bedarf, um ein fähiger Schneider zu sein.

Wissenschaft ist eine Tätigkeit, kein enzyklopädisches Lehrgebäude. Es ist unterstellt worden, daß die wissenschaftliche Denkmethode unnatürlich sei.[1] Sie ist gewiß ungewöhnlich; sie muß gelernt und kultiviert werden. Am Anfang des Medizinstudiums wird zwar viel Wert auf den Erwerb wissenschaftlich fundierten Wissens gelegt, es ist jedoch eine Schwäche des Systems, daß sich relativ wenige Studenten die Methode des wissenschaftliche Denkens aneignen.

Ohne die Naturwissenschaften aber befände sich die Medizin immer noch im Mittelalter. Während unseres eigenen Berufslebens hat es viele Fortschritte und damit Verbesserungen der Behandlungsmethoden gegeben, die einen großen Anteil an der Qualität unserer Reise von der Wiege bis zur Bahre hatten; diese Fortschritte sind allein der Arbeit von Naturwissenschaftlern zu verdanken, von denen die meisten ohne medizinische Qualifikation waren und viele im Labor statt am Krankenbett arbeiteten.

In seinem Buch *Die Aufgabe der Universität* bemerkte Ortega y Gasset: "Die Medizin ist keine Wissenschaft, sondern ein Beruf, eine Angelegenheit der Praxis. ... sie wendet sich an die Wissenschaft und nimmt sich die praxisrelevanten Forschungsergebnisse, läßt aber alles andere zurück. Sie läßt insbesondere das zurück, was für die Wissenschaft besonders charakteristisch ist, nämlich die Pflege des Problematischen und Zweifelhaften".[2] In gewissem Sinne stehen Wissenschaft und Medizin im Widerspruch zueinander: Die Wissenschaft sucht eine provisorische Antwort auf eine allgemeine Frage, die Medizin sucht eine spezifische Antwort auf die Beschwerden eines bestimmten Patienten. Der Wissenschaftler vergrößert den allgemeinen Wissensschatz, der Arzt sammelt persönliche Erfahrung. Während der Wissenschaftler auf der Suche nach neuen Problemen ist und das Interesse daran verliert, sobald sie gelöst sind, gibt sich der Arzt, der einmal eine Lösung gefunden hat, damit zufrieden, ein Spezialist in ihrer Anwendung zu werden.

In der Medizin ist es Mode geworden, Karl Popper ein Lippenbekenntnis zu zollen. Dahinter steckt vermutlich die Idee, daß, wenn der Wissenschaftsbegriff Poppers sich auf die Medizin anwenden läßt, die Medizin wohl auch eine Wissenschaft sein müsse. In Wirklichkeit paßt in der Medizin so wenig in das Poppersche Schema der kühnen Mutmaßung und der erbarmungslosen Widerlegung, daß in medizinischen Schriften hauptsächlich aus rhetorischen Gründen auf Popper verwiesen wird. Der ehemalige Präsident des Royal College of Physicians, Sir Douglas Black, hat zwar in seiner Rock-Carling-Monographie Popper gebührend gehuldigt, erschauderte aber bei dem Gedanken an ein "Hypothesenchaos", das die bequemen Sicherheiten der Medizin stören würde, nähme man Popper zu wörtlich.[3]

Die Behauptung, die Medizin sei keine Wissenschaft, mag wohl die Nackenhaare der Ärzte sich sträuben lassen. Vermutlich wird sie als Provokation oder

Beleidigung verstanden. Dennoch würde eine vergleichbare Behauptung, daß die theoretische Physik keine Wissenschaft sei, von Physikern sicherlich ohne Nachdenken als absurd abgelehnt werden. Falls das Beiwort "wissenschaftlich" als notwendig erachtet wird, ist in der Regel der Gegenstand, auf den es sich bezieht, nicht wissenschaftlich. Die "wissenschaftliche Medizin" ist so wissenschaftlich wie die "Deutsche Demokratische Republik" demokratisch war. "Wissenschaftlicher Kommunismus" wurde an den Universitäten hinter dem Eisernen Vorhang gelehrt. Akupunktur, Homöopathie, Hellsehen und Telekinetik sind von Zeit zu Zeit "wissenschaftlich nachgewiesen" worden. Die theoretischen Physiker haben solche Sorgen nicht; sie fühlen sich nicht dazu verpflichtet, Lehrbücher der "wissenschaftlichen theoretischen Physik" zu schreiben.

Die moralische Dimension

Die Medizin hat moralische Aspekte, wohingegen die Naturwissenschaften amoralisch sind. Der Neurophysiologe und Nobelpreis-Träger C.S. Sherrington wies darauf hin, daß Wissenschaft weder gut noch schlecht, sondern lediglich falsch oder wahr sein kann. Wissenschaft hat mit dem Streben nach Wahrheit ohne Rücksicht auf die Konsequenzen zu tun. Der Zusammenbruch des Dogmas, das die Erde als Mittelpunkt des Universums sah, hatte erdbebenhafte Konsequenzen für die moralische Autorität der Kirche, stärkte aber die rationalen Grundlagen der Physik und Astronomie. Ketzerei und Wissenschaft vertragen sich perfekt.

In ähnlicher Weise hob der französische Mathematiker und Wissenschaftsphilosoph Henri Poincaré hervor, daß die Prämissen der Wissenschaft im Indikativ formuliert werden, und auch die größten rhetorischen Klimmzüge können die Schlüsse, die aus diesen Prämissen gezogen werden, nicht in den Imperativ bringen. Die Wissenschaft konzentriert sich auf das, was "ist", und nicht auf das, was "sein sollte". Die Entscheidung, lebenserhaltende Apparaturen abzuschalten, ist ein moralisches und kein wissenschaftliches Problem.

Die Moral und die Wissenschaft haben zwar ihre Berührungspunkte, aber sie überschneiden sich nicht. Es ist nicht die Wissenschaft, die Wissenschaftler unmoralisch macht. Wissenschaftler tragen, wie ihre Mitbürger, eine moralische Verantwortung und können nur in diesem allgemeinen Sinn unmoralisch handeln. Ebensowenig wie der Forscher schuldig ist, wenn wissenschaftliche Entdeckungen mißbraucht werden, ist der Messerschmied dafür verantwortlich, daß Messer benutzt werden, um Kehlen zu durchschneiden. Dagegen haben Tier- und Menschenversuche, die zum täglich Brot der Medizin gehören, durchaus eine moralische Dimension. Ein Arzt, der beim Verfolgen seiner wissenschaftlichen Interessen an Menschen ohne deren Einwilligung experimentiert, praktiziert eine verwerfliche Medizin, auch wenn die wissenschaftlichen Grundlagen seiner Untersuchungen tadellos sein mögen.

In der Medizin kann sich die Moral sowohl im persönlichen Rahmen einer Patientenberatung als auch im größeren Rahmen der öffentlichen Gesundheit bemerkbar machen. Es hat bestimmt keinen Sinn, von Ärzten zu erwarten, daß sie ihren persönlichen Ansichten und Vorstellungen von dem, was richtig oder falsch, gut oder schlecht ist, abschwören. Darüber hinaus wird von Ärzten, wie auch von Priestern, Richtern und bedeutenden Politikern, erwartet (auch wenn sie die Erwartung nicht immer erfüllen), daß sie über jeden Vorwurf erhaben sein sollten, und daß ihre private und persönliche Moral mit den gesellschaftlichen Konventionen in Einklang steht. Dennoch haben moralische Werturteile keinen Platz in der Patientenberatung, die das Recht des Individuums auf seine Moral und Selbstbestimmung respektieren sollte. Dieses Prinzip wurde kürzlich im Europäischen Codex der Medizinischen Ethik des Weltärztebundes festgeschrieben. Artikel 3 lautet: "In der Ausübung seines Berufes muß sich der Arzt jedweder Beeinflussung des Patienten durch seine persönliche philosophische, moralische oder politische Meinung enthalten". Weltanschauungen sollten die Interpretation von Beweismaterialien oder den Inhalt einer Patientenberatung nicht verzerren. Geschieht das doch, so kann die Medizin zu Betrug führen.

Moral und die Öffentliche Gesundheit

"Die Hygiene" – heute Vorsorgemedizin genannt – ist in den Worten Menckens "die Korruption der Medizin durch die Moral. Es wird nicht gelingen, einen Hygieniker zu finden, der seine Theorien über das Gesunde nicht durch Theorien über das Tugendhafte verdirbt. Im Endeffekt bringt dies die Hygiene in einen diametralen Gegensatz zur eigentlichen Medizin. Es ist gewiß nicht das Ziel der Medizin, die Menschen tugendhaft zu machen, sondern sie vor den Konsequenzen ihrer Laster zu schützen und zu bewahren. Ein wahrer Arzt predigt keine Reue; er bietet Absolution an." Mencken fügte hinzu: "Wir sehen ganz klar, daß die Welt in ihrer gegenwärtigen Gestalt alles andere als perfekt ist – daß es Ungerechtigkeit gibt, und Aufruhr und Tragödien, und zehntausend Arten bitteren Leidens – daß der Menschen Leben alles andere ist als ein Zuckerschlecken. Aber weder eifern wir ohne Sinn und Verstand gegen diese Tatsache, noch brechen wir darüber in rührseliges Weinen aus, noch versuchen wir, sie mit unzureichenden Mitteln aus der Welt zu schaffen: Wir verdrängen schlichtweg jeden Gedanken daran. Genauso verdrängt der kluge Mann den Gedanken, daß der Alkohol wahrscheinlich für seine Leber schädlich ist oder daß seine Frau eine Spur zu dick ist. Wir grübeln nicht darüber nach und leiden nicht daran, sondern wir suchen unsere Zufriedenheit, indem wir das Glück zu erhaschen suchen, das auf so eigenartige Weise mit dem Greuel verwoben ist – indem wir uns die süßen Äpfel aussuchen und nach Kräften vermeiden, in die sauren Äpfel zu beißen. So intelligent geht der praktisch veranlagte und sündige Mensch vor, und dahinter steckt eine solide Philosophie."[4]

Mencken führt, wortgewandter als wir es je könnten, triftige Gründe dafür an, warum die berühmte Gesundheitsdefinition der Weltgesundheitsorganisation mit Vorsicht zu genießen ist. Dabei kommt es weniger darauf an, daß "ein Zustand vollkommenen körperlichen, geistigen und sozialen Wohlbefindens" ein unerreichbares Ziel ist (außer vielleicht beim Orgasmus), mag er auch als ein Ideal gelten. Es kommt vielmehr darauf an, daß die Protagonisten der Vorsorgemedizin zu Aposteln eines falschen Evangeliums geworden sind und daß die frohe Botschaft, mit der sie handeln, einem falschen Gott dient.

Die gegenwärtigen Aktivitäten von Gesundheitsministerien, Zentralen für gesundheitliche Aufklärung, vielen Universitätsabteilungen für öffentliches Gesundheitswesen und vergleichbaren Einrichtungen laufen Gefahr, die Medizin durch Moral zu verderben. Rauchen ist innerhalb unserer Lebensspanne vom akzeptablen Verhalten zur Normabweichung, Krankheit, Sünde und jetzt zum Verbrechen geworden; kürzlich wurden in Manila einhundert Menschen wegen öffentlichen Rauchens verhaftet und ins Gefängnis geworfen. In der neuen medizinischen Theologie hat die Gesundheit den Himmel ersetzt; die Heiligkeit erreicht man durch einen "gesunden Lebensstil", während die Jagd nach dem Vergnügen unvermeidlich die Strafen Krankheit und Tod nach sich zieht. Anstatt einzugestehen, daß wir hinsichtlich der Ursachen von Krebs und Herzinfarkten noch immer im dunkeln tappen und unfähig sind, diese Krankheiten zu heilen, geben wir Ärzte zunehmend unseren Patienten die Schuld. Krankheit ist der Sünde Sold.

Solche Vorstellungen sind keineswegs neu. In Platons *Der Staat* drückt Sokrates sein Entsetzen über die neuen Zivilisationskrankheiten aus: "Aber die Heilkunst in Anspruch zu nehmen, nicht etwa nur bei Wunden oder Krankheiten, wie sie die Jahreszeiten mit sich bringen, sondern weil man durch Faulheit und eine Lebensweise wie die beschriebene [syrakusische Schlemmereien, die reichgedeckte sizilische Tafel, korinthische Mädchen, attisches Backwerk] sich mit schlechten Säften und Dünsten wie ein Sumpf füllt und so die klugen Asklepiaden zwingt, sich solcher Namen wie Blähungen und Katarrhe für unsere Krankheiten zu bedienen, erscheint dir das nicht schimpflich?"

In seinem Buch *Die Geburt der Klinik* hat Foucault aufgezeigt, wie mit dem Niedergang der Religion zur Zeit der Französischen Revolution die Ordensgeistlichen durch die Priester des Körpers, den therapeutischen Klerus, abgelöst wurden. Die neue medizinische Theologie schuf den Mythos des völligen Verschwindens von Krankheiten in einer Gesellschaft, deren ursprünglich gesunder Zustand wiederhergestellt würde durch einen nationalen medizinischen Berufsstand, der die unbegrenzte Macht hat, die Lebensumstände zu korrigieren, zu organisieren und zu überwachen und so Maßstäbe für moralisches und körperliches Wohlbefinden zu setzen.[5]

Die Vorstellung, die Zivilisation sei die Verdammnis und die "Rückkehr zur Natur" sei das Heil des Menschen, drückt die Sehnsucht der Menschheit nach dem verlorenen Paradies aus, das es nie gegeben hat. Der Franzose Tissot, eine medizinische Autorität des 18. Jahrhunderts, glaubte: "Vor dem Anbruch der Zivilisation hatten die Leute nur die einfachsten, unumgänglichsten Krankheiten. Bauern und Arbeiter verhalten sich nach den einfachsten nosologischen Regeln; die Schlichtheit ihres Lebens läßt diese Regeln in ihrer vernünftigen Ordnung durchscheinen; sie haben keine von diesen variablen, komplizierten, vermischten nervösen Beschwerden, sondern einen handfesten Schlaganfall oder einen normalen Anfall von Wahnsinn. In dem Maße, wie die Lebensbedingungen besser werden und das soziale Netz den einzelnen fester in seinen Griff bringt, scheint die Gesundheit nach und nach zu schwinden, werden die Krankheiten vielfältiger und kombinieren sich miteinander; ihre Anzahl ist in der gehobenen Klasse des Bürgertums bereits groß."[6] Eine derart kindliche Naivität ist für viele gerade wegen ihrer Einfachheit attraktiv und kennzeichnet einen Großteil dessen, was heutzutage als Gesundheitsförderung durchgeht; sie möchte uns weismachen, daß die großen "Zivilisationskrankheiten" zu verhindern wären, wenn nur die Bürger auf dem Wege der Rechtschaffenheit wandeln würden.

Eugène Delacroix schrieb - vielleicht durch die zeitgenössische Propaganda beeinflußt - in sein Tagebuch, daß durch das Vermehren von Luxus viele Menschen "die Gesundheit zukünftiger Generationen verhängnisvoll beeinflußt und einen allgemeinen Verfall der Moral bewirkt haben. Der Natur entleihen wir solche Gifte wie Tabak und Opium und benutzen sie als Instrumente unserer vulgären Vergnügungen, und wir werden durch den Verfall unserer körperlichen und geistigen Kräfte bestraft. Ganze Nationen sind durch den unmäßigen Gebrauch von Stimulantien und hochprozentigen Getränken in eine Art Sklaverei zurückgeworfen worden. Sobald ein Land ein gewisses Zivilisationsstadium erreicht hat, beginnt es schon, besonders was die Maßstäbe für Mut und

Moral anbelangt, an Kraft zu verlieren. Dieser allgemeine Verfall, der vermutlich das Ergebnis zunehmender Vergnügungen und erleichterter Lebensumstände ist, führt zu einer raschen Entartung und zur Vernachlässigung der Tradition, die dem Land Schutz bot: der Maßstab der nationalen Ehre".

Die Sorge um die "Nationale Gesundheit" ist eines der Kennzeichen einer totalitären Gesellschaft und hat im allgemeinen mehr mit Arbeitstauglichkeit und Kampfbereitschaft zu tun als mit dem Wohlbefinden des einzelnen. Der türkische Sultan Murad IV. machte das Rauchen zu einem Kapitalverbrechen, weil er glaubte, daß Tabak die Fruchtbarkeit seiner Untertanen und die Kampfkraft seiner Soldaten beeinträchtige.[7] In seinem *Gegenangriff auf den Tabak* machte sich James I. darum Sorgen, daß das Rauchen nicht nur eine gottlose Verschwendung sei, sondern seine Untertanen arbeitsunfähig mache, "die von Gott geschaffen und dazu ausersehen wurden, sowohl Menschen als auch Güter für die Erhaltung der Ehre und Sicherheit von König und Commonwealth zur Verfügung zu stellen." Man vergleiche das mit der Feststellung Hitlers: "Sicher hätte ich niemals Kummer und Sorgen ertragen können, die so lange auf mir gelastet haben, wenn ich geraucht hätte. Vielleicht verdankt das deutsche Volk dieser Tatsache seine Rettung."[8]

Literatur:

1. Wolpert, L.: Science and anti-science, The Lloyd-Roberts Lecture 1986. J. Roy. Coll. Physicians London, 21, 159-165 (1987).

2. Ortega y Gasset, J.: The Mission of the University. Kegan Paul, London (1946).

3. Black, D.: An Anthology of False Antitheses. Rock Carling Monograph. Nuffield Provincial Hospitals Trust, London (1984).

4. Mencken, H. L.: Prejudices. Third series. Jonathan Cape, London (1923).

5. Foucault, M.: The Birth of the Clinic. Tavistock Publications, London (1973).

6. Tissot: Quoted by Foucault, see 5.

7. Christen, A. G., Swanson, B. Z., Glover, E. D., Henderson, A. H.: Smokeless tobacco: the folklore and social history of snuffing, sneezing, dipping, and chewing. J. Am. Dental Assoc. 105, 821-825 (1982).

8. Picker, H.: The Hitler Phenomenon. David and Charles, Newton Abbot (1974).

Kapitel 7

SCHLUSSBETRACHTUNG

Von einem Buch mit dem Titel "Torheiten und Trugschlüsse in der Medizin" kann man kaum erwarten, daß es die Errungenschaften der Medizin rühmt. Die Sammlung, die wir zusammengestellt haben, könnte den falschen Eindruck erwecken, daß Ärzte bestenfalls Scharlatane und schlimmstenfalls Schurken sind, und daß die Medizin selbst eine Hauptbedrohung für die Gesundheit darstellt. Die Medizin wird nur dann eine Bedrohung für die Gesundheit, wenn sie sich dem Gebrauch rationaler Prüfung und Kritik verschließt. Eine derartige Kritik ist eine wichtige, doch relativ vernachlässigte Aufgabe.

Die Medizin hat eine soziale Funktion, und deswegen ist sie auf Autoritäten und Lehrmeinungen angewiesen; diejenigen, die ihre Glaubensvorstellungen bedrohen, werden wahrscheinlich als Nihilisten, Ikonoklasten oder Schlimmeres gebrandmarkt. Der "Ikonoklast", so wie ihn Ambrose Bierce definiert, "zerbricht Idole, deren Anbeter sich kaum daran erfreuen können und unermüdlichst dagegen protestieren, daß er abbaut, aber nicht wiederaufrichtet, daß er niederreißt, aber nicht anhäuft. Denn die armen Dinger hätten gern andere Idole anstelle derjenigen, die er auf die Schnauze schlägt und verjagt. Der Ikonoklast aber sagt: 'Ihr sollt überhaupt keine haben, denn Ihr braucht sie nicht; und wenn der Wiederaufbauer damit herumspielt, so sehet, wie ich seinen Kopf herunterdrücken und solange darauf sitzen werde, bis er kreischt.'"[1]

Die Reaktion des medizinischen Berufsstandes auf Kritik grenzt bisweilen an Verfolgungswahn. Dollery spricht von "einem Paradox, daß ernsthafte Kritik an der naturwissenschaftlichen Medizin erst jetzt aufkommt, da deren Errungenschaften einen Höhepunkt erreichen und keine Anzeichen von Versiegen zeigen."[2] Solche Ansichten sind keineswegs neu. Mitte des letzten Jahrhunderts waren sie weit verbreitet: "Zu keiner Zeit sind die Möglichkeiten, medizinisches Wissen zu erlangen oder zu verbreiten, reichhaltiger und vielfältiger gewesen als heute ... und dennoch sind merkwürdigerweise die Achtung und der Respekt, die dem medizinischen Beruf aus den besser informierten Kreisen der Gesellschaft und der Öffentlichkeit im allgemeinen entgegengebracht werden, niemals auf einem derartigen Tiefstand gewesen wie zu dieser Zeit."[3].

Dies ist nicht der Ort, um alle großen Fortschritte der Medizin seit der Jahrhundertwende aufzuzählen. Der Tod im Kindbett und im frühen Kindesalter ist eine Seltenheit geworden. Die Lebenserwartung bei der Geburt ist dramatisch angestiegen, und für viele hat sich die Lebensqualität verbessert. Niemand muß an Vitaminmangel sterben. Die meisten Infektionskrankheiten können heute verhütet werden, und wenige Menschen sterben heutzutage an Infektionen, wenn sie nicht aufgrund von Alter, Krankheit oder Drogen besonders anfällig sind. Die Behandlung endokriner Störungen wie Schilddrüsenerkrankungen und Diabetes wurde durch ein besseres Verständnis revolutioniert. Neue Medikamente haben die Behandlung von solch häufigen Leiden wie Zwölffingerdarm-Geschwüren und Herzversagen vereinfacht und erheblich verbessert. Dank der Fortschritte in der Anästhesie und der chirurgischen Technik kann die Chirurgie den am Grauen Star Erblindeten das Augenlicht, Menschen mit arthritischen Hüften schmerzenloses Gehen, manchen Tauben das Gehör und manchen Opfern der Gewalt auf den Straßen die volle Gesundheit wiedergeben. Es ist eine Anklage gegen unsere selbstsüchtige Welt, daß diese Errungenschaften nur einen kleinen oder gar keinen Einfluß auf das Leben derjenigen Millionen unserer Mitmenschen gehabt haben, die immer noch "gemein, arm, roh, einsam und klein"[4] sind.

Es ist nicht das Ziel dieses Buches, einfache Lösungen für komplexe Probleme anzubieten. Das Buch ist nicht mehr als ein Beitrag zur Begrenzung des Irrtums. Skeptizismus ist das Skalpell, das die erreichbare Wahrheit vom toten Gewebe des unbegründeten Glaubens und Wunschdenkens befreit. Die Abgrenzung der Unwissenheit und das Entblößen von Torheiten mögen Schaden verringern und, indem sie den Schutt, der den Weg nach vorne versperrt, entfernen, den Fortschritt beschleunigen.

Literatur:

1. Bierce, A.: The cynic's Word Book. Doubleday, Page and Co., London (1906).

2. Dollery, C.: The End of an Age of Optimism. Rock Carling Monograph. Nuffield Provincial Hospitals Trust, London (1978).

3. The past and present of the medical profession. Boston med. Surg. J. 44, 338 (1851).

4. Hobbes, T.: Leviathan (1651).

DANKSAGUNG

Bücher entstehen weder aus sich selbst noch aus urzeitlichem Schleim. Bücher werden auf bizarres, überholtes Material transplantiert, das ihre Autoren aufgrund eigener Erfahrungen zu diesem Zwecke ausgewählt haben. Daraus folgt, daß wir nur einigen aus der großen Zahl derer danken können, die verantwortlich zeichnen für das, was geschrieben und letztendlich gedruckt worden ist.

Viele Freunde und Kollegen haben in dankenswerter Weise Anregungen und Kritik zu ersten Entwürfen des vorliegenden Textes beigetragen; zu ihnen zählen Shane Allwright, Ian Chalmers, Thomas Sherwood, William Silverman und unsere Ehefrauen.

Wir danken der unschätzbaren Kritik von Diane Hughes und ihren anonymen Gutachtern. Schließlich möchten wir David Sumner unseren Dank aussprechen, unserem mitfühlenden und begeisterten Verleger für seine kritische Hilfe, Joyce Bermingham für ihre Geduld mit unseren zahllosen Entwürfen und Änderungswünschen und dem W.R. Nunn Memorial Trust für seine finanzielle Unterstützung. Folgenden Personen und Zeitschriften wird für die Erlaubnis zum Nachdruck gedankt:

Annals of Internal Medicine (Kapitel 2 Referenz 36)
Mrs. Margaret Asher (Kapitel 1 Referenz 5)
Blackwell Scientific Publications, Inc. (Kapitel 1 Referenz 17)
The British Medical Journal (Kapitel 2 Referenz 49)
Professor W. W. Holland (Kapitel 4 Referenz 30)
The Lancet (Kapitel 2 Referenz 23; Kapitel 3 Referenz 32)
The New England Journal of Medicine (Kapitel 2 Referenz 48; Kapitel 3 Referenz 12; Kapitel 5 Referenz 49)
Science (Kapitel 3 Referenz 20 - Copyright 1985 by the AAAS)
The Sunday Times (Kapitel 4 Referenz 7)

Teile des 5. Kapitels erschienen zuerst in Experientia 44, 303–309 (1988); der Abdruck erfolgte mit freundlicher Genehmigung des Birkhäuser Verlages Basel/ Schweiz.